筋肉は若返る!

尿もれ・骨折・フレイルは防げる!治せる!

太田博明 Ohta Hiroaki
藤田医科大学病院国際医療センター
山王メディカルセンター女性医療センター

さくら舎

はじめに

「できるだけ長く健康で、元気に暮らしたい」というのは、多くの人の思いではないでしょうか。年を取るにつれ体の衰えを感じたり、また親の介護などで大変な思いをされたりしている方は、きっと高齢になった自分の将来についても、切実に考えていらっしゃることと思います。

そんな思いを叶えるために重要なのが、「筋肉」です。なぜ筋肉？　と思われるでしょうか。筋肉が衰えると、たとえばこんなことが起こります。

女性はとくになのですが、「尿もれ」が起こりやすくなります。尿もれは、実は成人女性の3人に1人が体験しているといわれる、よくある症状です。しかし恥ずかしいという気持ちから、誰にも相談ができないし、受診しない人が多いようです。そして、漏れてしまったらどうしよう……という不安から、気持ちが落ち込んだり、悶々として過ごしたりして仕事や家事などに支障が出て、日々が楽しくなってしまう。この尿もれは、高齢者の話ではありません。40代から始まります。これではせっかくの長生きも、つらいものになってしまいます。

また、加齢にともない筋肉が減少し衰えると、歩くのが遅くなります。これは「サルコペニア」と呼ばれる病気です。そして立ち上がったり歩いたりするのが困難になり、筋肉はますます弱っていく。すると、足の踏ん張りがきかずに転んで骨折、ということが起こり得ます。

また、筋力の衰えは心身の活力の低下を招き、フレイルと呼ばれる衰弱状態になってしまうという危険もはらみます。フレイルは、要介護一歩手前の状態です。

このように、筋肉の衰えは人生後半の生活に影を落とします。しかも、女性はもともと筋肉が少なく筋力も弱い分、その影響は顕著です。そして統計では、日本の女性の平均寿命は男性よりも長くなっています。つまり、寿命は長いのに、筋肉の衰えによって健康的な生活を送れる時間が短くなる＝要介護などの状態で生きる時間が長くなるのです。

いかがでしょうか。このようなさまざまな状態・症状を予防するために、筋肉を鍛えるのが重要ということがお分かりいただけたでしょうか。

「筋肉を鍛える」と言うと、いま流行りの「筋肉体操」のようなものをイメージされる方もいらっしゃるかもしれません。ご安心ください。この本で紹介するのは、もっと簡単で手軽なトレーニングや、ちょっとした食事の工夫です。

筋肉は、人間の体の中では非常に「若返りやすい」器官です。何歳からでも増やすことができ、一度衰えてしまった筋肉を鍛えなおすことも可能です。しかも素晴らしいのは、効果が短期間で表れること。頑張っているのに効果が見えないと、先の見えない状態に不安を感じてしまうかもしれませんが、その点、筋肉は鍛え甲斐もばっちりあります。

医療現場では、「平均寿命」と「健康寿命」の差である健康格差の存在が最近問題になっています。

「健康寿命」とは1人で自立して社会生活を営める期間を示します。「健康」とは、簡単に言うと日常生活で問題なく体を動かせるということで、要は筋肉が若いということであり、最終的には認知症や寝たきりにならない状態のことを意味します。

筋肉や骨格系を若返らせることで、体は健康で若くなりますが、見た目も若返ります。見た目が若い女性は体も健康で美しくなるということを『「見た目」が若くなる女性のカラダの医学』（2017年、さくら舎刊）の中でも示させていただきました。1人でも多くの女性が美しく輝きながら、充実した人生を送れるよう、本書がサポートになれば幸いです。

目次◎筋肉は若返る！

3 筋肉を増やすためには「食事」と「運動」どちらも必要

第2章

老化は筋力の低下から！

第3章 尿もれはこうすれば防げる！ 治せる！

第4章 よくある骨折・転倒はこうして防ぐ!

5 ロコモ予防の鍵となる骨は食事と運動で強くなる

第5章 簡単！ 筋トレで若返る！

筋肉は若返る！

——尿もれ・骨折・フレイルは防げる！　治せる！

第1章

50代からの健康は筋肉が決める！

1

健康寿命を延ばし、生活の質も高く保つ鍵は「筋肉」

「長生き」がリスクになることもある

人生を長くいきいきと楽しみたい――。

多くの人がそう願っているでしょう。すでに定年後の人生を過ごしている人はもちろんですが、中高年になって定年後や高齢になってからの生活を考え始めるようになると、とてもリアルに感じるようです。

手元の資料では男性80・98歳、女性87・14歳（『平成28年簡易生命表』）と、日本は世界有数の長寿国となっています。もっとも、男性の平均寿命が50歳を超えたのは、1947

（昭和22）年のこと。それから60年間で約30歳延びました。多くの人にとって「長く生きる」ことは現実になっています。これは素晴らしいことです。

そうはいっても「とにかく長生きさえすればいい」と望む人はいないでしょう。誰もが、健康でいきいきとした生活を送りたいと願います。もちろん私も同じです。

私たちが何歳まで健康な状態でいられるのかをあらわす指標が健康寿命です。すなわち病気やケガ、認知症、寝たきりといった健康上の問題で日常生活が制限されることも介護を受ける必要もなく自立して生活できる期間を指し、平均寿命から不健康な状態で過ごした期間を差し引いて算出します。

日本人の健康寿命は、２０１６（平成28）年の時点で男性が72・14年、女性が74・79年でした。平均寿命との開きが男性は約９年、女性は約12年となります。つまり、平均的な日本人は、健康が損なわれて日常生活に支障が出た状態になってから９年から12年もの期間を過ごす、ということになります。

暗い気持ちになってしまったでしょうか？

でも、これは「何も考えず、何の対策もせずにいまのままでいれば」という警鐘だと考えてください。健康長寿であれば素晴らしいのですが、もし不健康だったら……？　と、長寿ゆえのリスク、つまり「長生きリスク」を想定しておくことも大切です。

もうひとつだけ、みなさんが考えたくない話を挙げてしまいますが、近年、貧困にあえぐ高齢者が右肩上がりで増え続けています。

生活保護を受ける高齢者世帯は２０００年に約34万世帯でしたが、２０１６年の時点では約84万世帯、約２・５倍に急増しています。持ち家があっても、まとまった退職金があっても、健康を害したことがきっかけになって、生活に困窮してしまうケースが多いようです。このこともまた、できるだけ長い期間、大病をしないでいることがいかに大切であるかを示しています。

でも結論から言えば、健康寿命は延ばすことは可能です。ＱＯＬ（生活の質）も長く保つことができます。その鍵になっているのが「筋肉」です。

以前、私は『骨は若返る！』（さくら舎刊）という本で、骨の健康が若さと長寿の秘訣であることを解説して、多くの人に読んでもらいました。

中高年女性に多い骨粗しょう症ですが、近年は20代後半から40代にかけての、まだ若い女性でも、骨量が大幅に減少し、骨粗しょう症予備群に陥っている人がいます。主な原因は「やせ願望」による過激なダイエットです。

筋肉についても同じことが言えます。過激なダイエットや運動不足といった生活習慣の乱れから、さまざまな健康上の問題がいままさに進行中です。

健康寿命を延ばすためには、筋肉を意識して鍛えることがとても重要です。とくに中高年以降は、生活の質（ＱＯＬ）も寿命も筋肉次第といっても過言ではありません。

筋力が弱い女性は「フレイル」に注意

平均寿命と健康寿命の差を男女で細かく見ると、平均寿命は女性が男性よりも6・16年ほど長いのに、健康寿命ではその差が2・65年に縮まっています。つまり不健康期間が、女性は男性よりも3・51年も長いことになります。

男性が不健康期間が短い、ピンピンコロリにより近い（といっても平均で9年近くもあるのですが）理由としては、男性は心筋梗塞《こうそく》や脳梗塞といった血管系の病気で比較的早いうちに亡くなってしまう人が多いことが考えられます。女性が長寿なのは、女性ホルモンには血管を守ってくれる働きがあるためとも言われますが、それ以上に男性の場合、酒やタバコ、健康を顧みない食生活、仕事でムリを重ねたり、ストレスにさらされたりといった生活習慣の問題が大きいようです。

女性の健康寿命が短い理由として「筋肉量が少なくて筋力が弱いこと」が指摘されています。足腰が弱って転倒、骨折などで歩けなくなってますます衰弱するとか、そのまま認知症へ進むといった経過をたどることも少なくないわけです。

転倒などに至らなくても、「膝が痛い」とか「腰が痛い」といった何らかの支障を持つ人が高齢女性に多いのも、筋肉が弱っているためと思われます。

40代、50代の人こそ注意が必要

筋肉や骨格が弱いまま年を取っていくと「フレイル」になってしまう可能性が高くなります。フレイルというのは、加齢とともに心身の活力（たとえば筋力や認知機能など）が低下し、生活機能障害、要介護状態、そして死亡などの危険性など、加齢によって生じる虚弱状態全般を指しています。

フレイルは適切にケアすることで、再び健常な状態に戻ることが可能な段階ですが、放っておくと、そのまま衰弱して要介護になってしまうので甘く見ることはできません。

「それは高齢者の話でしょう？　私はまだ大丈夫」

と思った人はいませんか？　それが危ない！　いま40代、50代の人にこそ関心を持っていただきたいと思っています。

世界有数の長寿国・日本では、２０５０年には女性の平均寿命が90歳を超える予測です。すでにいま、女性の２人に１人は90代まで、男女含めて50代前半の人なら10人に１人は１００歳まで生きられるとされています。「人生１００年時代」は決してそんな先の話ではありません。そんな長寿の時代を、楽しく幸せに過ごすには「健康であること」が大前提なのですから。

フレイルについては第２章で詳しく説明しますが、男性に比べて女性は筋肉や骨格が弱いためにフレイルになりやすいことを覚えておいてください。

「尿もれ」の大きな原因＝筋肉が弱いから

筋肉が弱ることで起こる、女性に顕著な困った症状が「尿もれ」です。

みなさんの中にも、咳《せき》やくしゃみをしたとき、重いものを持ち上げたときなどに、もれてしまった経験のある方も多いのではないでしょうか。大笑いするとちょっぴり出てしまうという人や、エアロビクスなどスポーツをしているときにもれてしまう人も多く、北国では雪かきをしているときに尿もれしてしまう人が多いと聞きました。

日本では成人女性の３人に１人、約４００万～５００万人が尿もれを体験しているといわれるくらい、よくある症状ですが、口に出すのも恥ずかしいため誰にも相談できず、悶々としている人が多いのです。

もっとも多いのが、骨盤の底にある筋肉（骨盤底筋群）が弱るタイプの尿失禁です。膀《ぼう》胱《こう》の出口が開きやすくなったり、尿道を締め付ける力が不足したりして起こります。

調査によると、40代以上の女性では３～４割、20～30代でも１～２割が「尿もれの経験あり」と回答しているので、決して中高年だけの問題というわけではありません。

妊娠中や出産直後に尿もれを経験した人もいるでしょう。妊娠中は、膀胱や骨盤底が胎児によって圧迫されるため、尿もれが起こりやすいのですが、出産後は元に戻ります。

出産直後の尿もれは、出産の際に骨盤底筋群がダメージを受けることで起こります。多くの場合、出産後3～4か月ほどで治りますが、中にはいつまでも尿もれが続いてしまう人がいます。さらに40代、50代と年齢を重ねてくると、筋肉が弱くなってくるため、このような症状がよく起こるのです。

こうした尿もれを改善するには、弱っている筋肉を鍛えること。106ページで紹介する的確な骨盤底筋のトレーニングを2～3か月続けると、7割の人がよくなるくらい効果があります。そのくらい、筋肉は尿もれに密接に関係しているのです。

尿もれなど、女性の下部尿路症状については第3章で詳しく説明しましょう。

2 メタボ・ロコモ・認知症にならないために筋肉を鍛えよう

自分の足で歩ける体を維持する

「生涯ずっと健康でいきいきと生活したい」と願うなら、「フレイル」も「尿もれ」も避けたいものです。一見、両者はあまり関係なさそうですが、どちらも筋肉が弱って引き起こされる点で共通しています。

「フレイル」と「尿もれ」が象徴するように、実は、健康寿命やQOLを保つ鍵は筋肉にあります。

近年は、健康で長生きするためにメタボリックシンドローム（内臓脂肪型肥満＝通称・

メタボ）の予防が注目されています。メタボ予防やメタボ解消は、テレビ番組でよく取り上げられていますし、本屋さんに行けばダイエット本も百花繚乱です。

たしかにメタボは健康の大敵です。しかし、長く健康でいきいきと暮らすためには、単に肥満を防止すればいいというわけではありません。

「長生きリスク」も考えておかなくてはいけない長寿の時代、健康寿命を延ばすために注意すべき点は、メタボのほかにもあります。ロコモティブシンドローム（運動器症候群＝通称・ロコモ）にならないこと、そして認知症を遠ざけることです。

ロコモティブシンドロームとは骨や筋肉、関節などの運動器の衰えや、障害が起こることによって、「立ち上がる」「歩く」といった移動機能に低下をきたした状態のこと。介護が必要になったり、寝たきりになったりするのでＱＯＬを大きく下げてしまいます。

ロコモの原因のひとつが骨粗しょう症です。ご承知のとおり、骨がスカスカになって骨折しやすくなる病気で、高齢の女性がかかるものと思われがちですが、40～50代でかかる人もいるし、男性もかかります。

65歳以上の高齢者が要介護になった原因は、関節疾患が10・2％、骨折・転倒が12・

5％、高齢による衰弱、つまりフレイルが13・8％を占めています。フレイルも筋肉の衰えから起こるものですから、合わせた36・5％がロコモに起因しています。

女性に限れば関節疾患が12・6％、骨折・転倒が15・2％、高齢による衰弱が15・4％ですから、合計で43・2％に達します。女性の場合、筋肉量が少なくて筋力が弱いことに加えて、閉経後にエストロゲン（女性ホルモン）の分泌量が低下するため、骨粗しょう症によって骨がもろく折れやすくなることも関係していますが、ロコモにならないようにすると4割以上の人が、要介護の状態を避けられたことになります。

よく知られるメタボは、内臓周囲に脂肪がたまることから、脂質異常、高血圧、高血糖のうち2つ以上を持った状態のことです。内臓脂肪がたまると高脂血症・高血圧や糖尿病などが起こりやすく、動脈硬化も進んでいきます。

動脈硬化は心臓病や脳卒中といった命に関わる病気を引き起こすリスクを急激に高めてしまいます。心臓病と脳卒中を合わせると要支援・要介護になる原因の2割、日本人の死因の2割強を占めているので、その入り口となるメタボを避けなくてはいけません。

また認知症は15％が脳血管性とされるので、動脈硬化は危険因子です。さらに認知症の半分を占めるアルツハイマー型認知症が、転倒などで骨折・寝たきりがきっかけで発症することもよく知られています。つまり、ロコモは認知症の引き金になるのです。

アルツハイマー型認知症の原因そのものはまだ解明されていませんが、過剰な糖がタンパク質と結びついて脳細胞を傷つけていることが示唆されています。

あらためて述べるまでもなく運動は糖を消費します。また、運動が脳の刺激になっていることに加えて、筋肉から直接、脳にいい影響を与える物質が出ていることも最近の研究から明らかになってきました。

認知症を避けるためにも、年を取っても自分の足で立ち上がって歩ける体を維持したいものです。長生きがリスクになってはいけません。

筋肉を増やすと体の若返りにつながる

繰り返しますが、健康寿命を伸ばすために非常に大切なのが、メタボ、ロコモ、認知症にならないという3点です。

そして、本質からこの3つを遠ざける方法もすでにわかっています。「筋肉を鍛え、増やすこと」です。要は積極的な外出や運動で、筋肉をできるだけ動かすこと――これが健康寿命を延ばす秘訣です。

自分の足で立ち上がり、歩き回ることで筋肉をしっかり使うと、私たちの体は筋肉を動かすエネルギーとして糖や脂肪を消費します。これがメタボの予防として重要なポイントです。

筋肉を動かさず、食事で摂ったエネルギーが余ってしまうと、脂肪として蓄積されてしまいます。とくに内臓脂肪をため込みすぎてしまうと、脂肪細胞からアディポサイトカインという炎症物質が分泌され、さまざまな不都合が起こります。

代表的なのが、血糖値が下がりにくい「インスリン抵抗性」が生じることで、これがやがて糖尿病へと進んでしまうのです。

血糖値が高くなると、血管のタンパク質が「糖化」してホットケーキがコゲたような現象が発生するので動脈硬化につながります。また、脂肪細胞からは血液を固まりやすくする物質も出るために、血栓もできやすくなります。

これがメタボ肥満から糖尿病、動脈硬化、心筋梗塞へと進むメカニズムですが、さらに最新の研究では、糖化は脳内で炎症を引き起こし、アルツハイマーの一因になっていることもわかってきています。

体の中でもっともエネルギーを使っているのが筋肉です。筋肉を増やすだけでも消費エネルギーが増えてやせやすい体になる。同じ運動でも多くエネルギーが使われる体へと変化するわけです。つまり「糖質が余ってしまって脂肪がたまる」という根本的なところから解消が可能です。

また、筋肉をつける運動は、成長ホルモンやテストステロンなどのホルモン分泌を促進します。何歳になっても、です。

こうしたホルモンは体を若返らせる作用があり、筋肉量が増えるだけでなく、脂肪の分解や細胞の成長促進、免疫力の向上などさまざまな作用があります。筋肉を増やすと、実際に体の若返りにつながるのです。

使わない筋肉は、あっという間に衰える

仕事をしていたり、子育ての最中だったりすれば、否応なしに体を動かすことになりますが、定年になって一日中家にいる、子どもも成人して家を離れたとなると、それまでに比べると極端に動かなくなる人もいます。

「今日も1日、家に閉じこもっていた。そういえば昨日は近所のコンビニに行っただけ」という人もいるかもしれませんね。

ところが、人間の筋肉は25～30歳でピークを迎え、加齢とともに減少していきます。とくに太ももやお尻、お腹、背中といった足腰の筋肉は減少しやすくて、1年あたり1％のスピードで落ちるとされています。1年単位ではわずかな変化ですから気づきにくいのですが、70代になるころには若いころの半分まで落ちているのです。

足腰の筋肉が落ちてくると、バランスを崩して転びそうになったとき、踏ん張ることができません。だから転倒する危険が高くなる。骨ももろくなっているので骨折しやすく、一時的でも寝たきりになると活動量がさらに減って筋肉も落ちていくという悪循環です。

高齢者だけの問題ではありません。30代や40代でも、体をあまり動かさなくなると、筋肉が減少して関節の動きも悪くなっています。そのためさらに動かなくなって全身がますます衰える負のスパイラルです。そのまま年齢を重ねて高齢者になると……。

健康長寿はなかなか難しいことが想像できるでしょう。

筋肉は使わないでいると、あっという間に衰えます。

たとえばスキーなどで骨折して片脚にギプスをしていると、2〜3週間でびっくりするくらい細くなって、左右でまるで別人の脚のようになってしまいます。3週間、ベッドから降りないでいると、筋力は平均で20％低下するという研究結果もあります。

この「廃用性萎縮」と呼ばれる現象は、人間が進化の中で獲得した仕組みだと考えられています。というのも、筋肉を維持するためにはかなりのエネルギーが必要ですが、そのためにはしっかり食べないといけません。近年の日本では、食べ物には困らなくなりましたが、長い長い進化の時間の中では、食べ物には簡単にありつけなかった時代が圧倒的に長かったので、使わないならすぐに筋肉を落としてしまう省エネ型の体になったのです。

私たち人間は、この仕組みから逃れることはできません。

健康長寿のためには、体を動かして活動量を減らさないことが必須であることが、運命づけられているのです。

筋肉は短期間で若返る

では、使わなかったために衰えてしまった筋肉は、もう取り返しがつかないのでしょうか？　そんなことはありません。自分に合った運動によって筋肉は増やせます。しかも何歳からでも筋肉が増えます。80歳以上でも筋力がアップすることもたくさんの実例からはっきりしています。

「もう歳だから」「長く体を動かしていないし、手足は太いけれども脂肪だし……」という人であっても大丈夫、決して遅くはありません。

弱った筋肉は強くすればいいのだし、筋肉量が少ないのなら増やせばいい。200ページから具体的にどうすればいいかを紹介したいと思います。

だからといって「じゃあ、もう少し年を取ってから運動しよう」とは思わないでください。筋肉が少ない、弱いという状態は、転びやすくなるというだけではありません。

メタボのリスクが高くなる――脂質代謝や糖代謝異常などから生活習慣病の危険性が大きくなってしまうので、筋肉を増やすのは早いに越したことはありません。

それに筋肉は落ちるのも早いのですが、正しく増やそうとすると短期間で効果が出やすいという特徴があります。

ご存知のとおり、私たちの体の細胞は絶えず生まれ変わっていますが、筋肉はその期間が短いのが特徴です。組織を構成しているタンパク質の半分が入れ替わるのに、骨は7年、関節の軟骨はなんと117年もかかるのに対し、筋肉は48日間なので効果が出やすい、実感もしやすい。

筋肉は、若返りつつ増えると言ってもいいでしょう。

「体が軽くなった」「疲れにくくなってきた」と感じるまで2か月ほどかかりますが、そうなればしめたもの。歩くことが楽しくなって達成感もあり、喜びも見いだしやすいので、ますます筋肉が増えて筋力がつく好循環が生まれます。

筋肉が増えると、皮膚にハリも出てくるので見た目からも若々しくなってきます。「見た目」も「もう歳だから」と諦める必要はありません！

3 ―― 筋肉を増やすためには「食事」と「運動」どちらも必要

食生活と運動習慣で10歳若返る

近年、「見た目」の若々しい人ほど病気のリスクが低く、健康で長生きであることが研究から明らかになってきました。医学界でも「見た目」の若さはトータルな健康の指標として注目されています。

筋肉量や骨密度の減少は、やがてロコモにつながり、さらにフレイルへと向かう〝下りのスパイラル〟の入り口ですが、体の内部で生じており、また自覚症状もありません。進行してから検査によって見つかることがしばしばあります。

ところが近年の研究から、顔のたるみやほうれい線、目の下の腫脹《しゅちょう》（ハレ）といった「見た目」が、筋肉や骨密度減少と関わりがあることが判明してきました。

また肌のハリやツヤ、弾力を維持しているコラーゲンはタンパク質の一種ですから、シワやたるみは体内のタンパク質が不足している可能性があります。タンパク質は筋肉の重要な材料なので、肌の衰えは筋肉の衰えの指標になっていると考えられるのです。

「なんだか最近、顔のたるみが気になるようになってきた」

「シワが増えた。肌のハリや弾力がなくなってきた」

という方は、筋肉の量や骨密度の維持・増加を心がけましょう。全身の筋肉が衰えている可能性があるので、筋肉を積極的に増やすことを意識してください。

筋肉を増やすために必要なのは、栄養と運動です。栄養だけ摂ってもダメだし、運動だけ頑張っても効果が上がりません。栄養バランスの取れた食事を摂る、一駅分歩くといった運動を心がけるといったことを日常生活の習慣にしましょう。

運動と食事で10歳若返ることが十分に可能です。

みなさんの周囲にも、「60歳なのに40代にしか見えない人」もいれば反対に「30歳なのに10歳以上も年上に見られる人」がいるのではないでしょうか。男女問わず、そんな人たちはお肌のケアだけで若さを保っているのではなさそうです。筋肉量や骨密度といった、より本質的なところから若く、健康状態もいいと考えられます。

実年齢プラスマイナス10歳は、日々の食生活と運動習慣で変えられる、見た目と健康状態を若返らせることができるのです。

筋肉はあなたが食べたタンパク質から作られる

食事のとき意識して摂りたいのはタンパク質です。筋肉の原材料ですから欠かせません。タンパク質を多く含んでいるのは肉類ですが、中高年になると、男女問わず「メタボはよくない」と脅かされているので、控えたほうがいいと思っているかもしれません。ダイエットに懸命な若い女性には、カロリーを気にして肉類を敬遠する人もいます。

でも、そんな食生活を続けていると、筋肉はじわじわと減っていきます。

というのも、あなたの筋肉を細胞レベルで見ると、1年前といまではすっかり入れ替わっています。筋肉の細胞では分解と合成が24時間繰り返されているので、分解のスピードが合成を上回れば筋肉量は減少するし、合成が分解を上回ると筋肉量が増加するわけです。分解の刺激になるのが空腹や疾患、ストレスなどであり、合成する刺激になるのが栄養の摂取や運動などです。

つまり、お腹が空いたときには筋肉からタンパク質が分解されていきますが、食事を摂ることでまた合成される。そのバランスによって筋量が維持されています。

もっと簡単に言えば、筋肉はあなたが食べたタンパク質から作られるのです。

したがって毎日の食事で良質のタンパク質を摂ることが、筋肉の若返りには欠かせません。良質のタンパク質とは、食材でいえば肉類や卵・牛乳です。

タンパク質は20種類のアミノ酸で構成されており、私たちの体内でもこの20種類のアミノ酸からタンパク質を合成して、筋肉の細胞の材料にしています。

20種類のアミノ酸のうち体内で合成されない9種類は、食事で必ず摂取しなくてはならないため「必須アミノ酸」と呼ばれています。この必須アミノ酸をバランスよく含み、もっとも効率よく摂取できる食材が肉類や卵・牛乳なのです。

だから、体重を気にして低カロリーの食事ばかりだと、もっとマズいことになります。

体に必要なエネルギーも足りないとなると、生きていくために筋肉を分解することでエネルギーを作りだします。つまり、筋肉量が減ってしまう。

体脂肪を落としたくてダイエットして、「体重が減った」と喜んでいる人は、実は筋肉を減らしていることが多いのです。

若いうちは細胞も元気なので代謝もよく、ホルモン分泌も盛んなため筋肉量をなんとか維持できるのですが、体の中ではじわじわと老化が進んでいます。40代前後から、急激な筋肉減少に見舞われる可能性が高いと思われます。

やはりきちんと食事を摂ることが、若さと健康の基本。ここまで読んできたみなさんには、その理由が筋肉にあることがおわかりですよね。「え、どういうこと?」という方は、ちゃんと読んでいなかったということなので反省しましょう。

筋肉に負荷をかける運動が必要

続いて食事と並んで大切な運動について説明しましょう。

何度か述べてきたように、筋肉が減少するとエネルギー消費が低下して、体に脂肪が蓄積されやすくなります。

30代前半まではホルモンの働きも活発なので、少しくらい運動していなくても筋肉はそれほど落ちません。ところが30代前半以降は、運動量が減った分だけ筋肉量も落ちていきます。したがって、中高年になるとなおさらなので、日常的にどのくらい運動しているか注意を払い、実際に体を動かす習慣が必要なのです。


ではどんな運動をすればいいのでしょう？

端的に言えば、スクワットのような筋肉に負荷をかける運動＝レジスタンス運動です。もちろん、自由と解放を求める政治的な運動のことではありません。筋肉に抵抗（負荷）をかける運動という意味ですから、いわゆる筋トレ（筋肉トレーニング）のことです。

ここまで「体を動かしましょう」と繰り返し呼びかけてきたので、ウォーキングのような運動を思い描いた方も多いかもしれません。

もちろんウォーキングも大切です。心肺機能を高めたり、血管や血液の状態を改善したりして生活習慣病を予防する効果が期待できます。

ウォーキングのような運動は「有酸素運動」と呼ばれ、呼吸で取り入れた酸素を使って、体の中の糖や脂肪を燃やす運動です。ただし、有酸素運動は筋肉をつける効果は期待できません。

筋トレや短距離走のような「無酸素運動」が、筋肉をつけるためには大切です。

無酸素運動の特徴は、筋肉に蓄えられた糖だけを使って大きなエネルギーを生み出すこと。文字通り、筋肉は酸素を使わないで強い力を発揮するので、息を止めて一気に走ったり、バーベルを持ち上げたりできるわけです。

こうした動きは、筋肉にとって強い負荷になるので、その刺激で筋肉は太くなります。スクワットのような運動はその性質を利用しています。

有酸素運動も無酸素運動も、どちらも大切ですが、加齢によって減りやすい筋肉を維持・増強していくには、筋肉に負荷をかける無酸素運動である抵抗運動（筋トレ）を意識して行う必要があります。無酸素運動のときに中心となって働く筋肉は、使わなかったときにとくに衰えやすいタイプの筋肉なのです。

若返りには簡単スクワットを

筋肉を増やす（＝若返らせる）トレーニングとして代表的なのが、何度も挙げてきたスクワットです。足腰から老化がきてしまうのは、骨格筋（体を動かす筋肉）の7割が足腰に集中しているため。したがって、中高年が筋肉をつけて若返るために、スクワットはとても効果的な運動です。

簡単な運動ですが、筋肉量や体力に合わせて工夫されたさまざまなスクワットがあります。201ページの図で紹介したのは、ロコモを予防するために、日本整形外科学会がロコモ予防のために推奨しているスクワットです。

まず、まっすぐに立って両足を肩幅より広めに開き、両脚のつま先を30度ずつ外に向けて開きます。この状態で椅子に腰掛けるような要領で、ゆっくりとお尻を降ろします。このとき体重は足の真ん中にかかるように意識し、膝は90度よりも深く曲げないようにしてください。

バランス能力をつけるロコトレ「開眼片脚立ち」

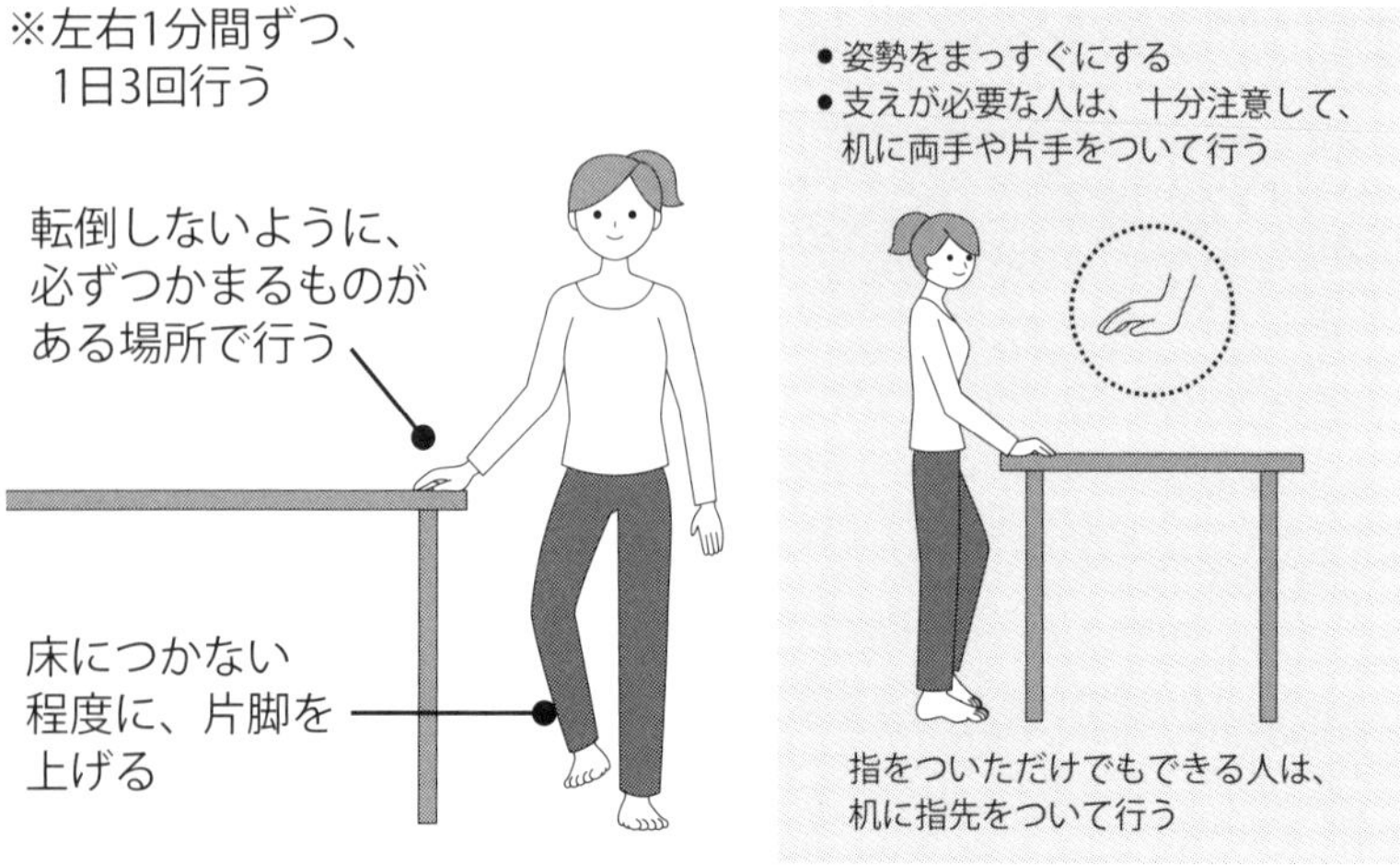
※左右1分間ずつ、
1日3回行う
転倒しないように、
必ずつかまるものが
ある場所で行う
床につかない
程度に、片脚を
上げる
●姿勢をまっすぐにする
●支えが必要な人は、十分注意して、
机に両手や片手をついて行う
指をついただけでもできる人は、
机に指先をついて行う

深呼吸するペースでお尻をゆっくり降ろし、ゆっくり上げることで効果が上がります。5～6回をワンセットとして1日に3回行います。安全のため椅子の前で行いましょう。痛みを感じたときはお尻を降ろしすぎないように。膝の病気やケガなどで治療中の場合はムリをせず医師に相談してください。

開眼片脚立ちも日本整形外科学会が推奨しています。左右1分ずつ、1日3回行いましょう。転倒しないよう、つかまる場所のあるところで行ってください。

この2つの運動を毎日、続けることでロコモを遠ざけることができます。

60代、70代でも筋肉は若返る

「メタボが気になるから、食事に気を使っています」という人は多いでしょう。以前、肉食をやめて粗食にすることで長生きできるという説が流行したので、いまも肉類を控えたほうがいい、野菜や玄米、雑穀がいいと思っている方も少なくありません。

しかしいまでは、粗食では長生きできない、かえって寿命を縮めると考えられており、とくに50代からは効率的に質の高い栄養を摂ることが大切です。

肉類は良質のタンパク質であることに加えて、植物性タンパク質や魚では補えない栄養素や生理活性物質も含まれているので、中高年こそ食べるべき食材です。もちろん焼き肉食べ放題のような飽食はすすめられませんが、牛肉であれ豚肉であれ、赤身肉はしっかり食べたほうがいいのです。

60代、70代で避けたいのは、低栄養による衰弱、冒頭で述べたフレイルのうちのオーラル（口腔機能）フレイルです。元気な高齢者が増えている一方で、年齢以上に弱々しく老

オーラルフレイルとは

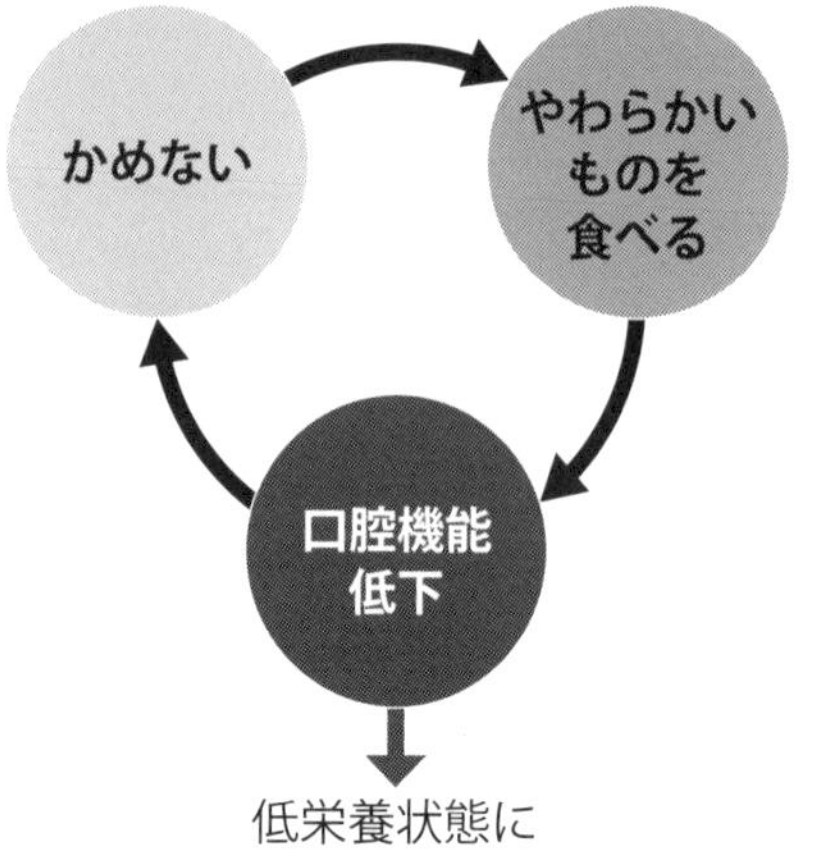

朝日新聞　2018.3.6朝刊より

低栄養はフレイルの起点となる

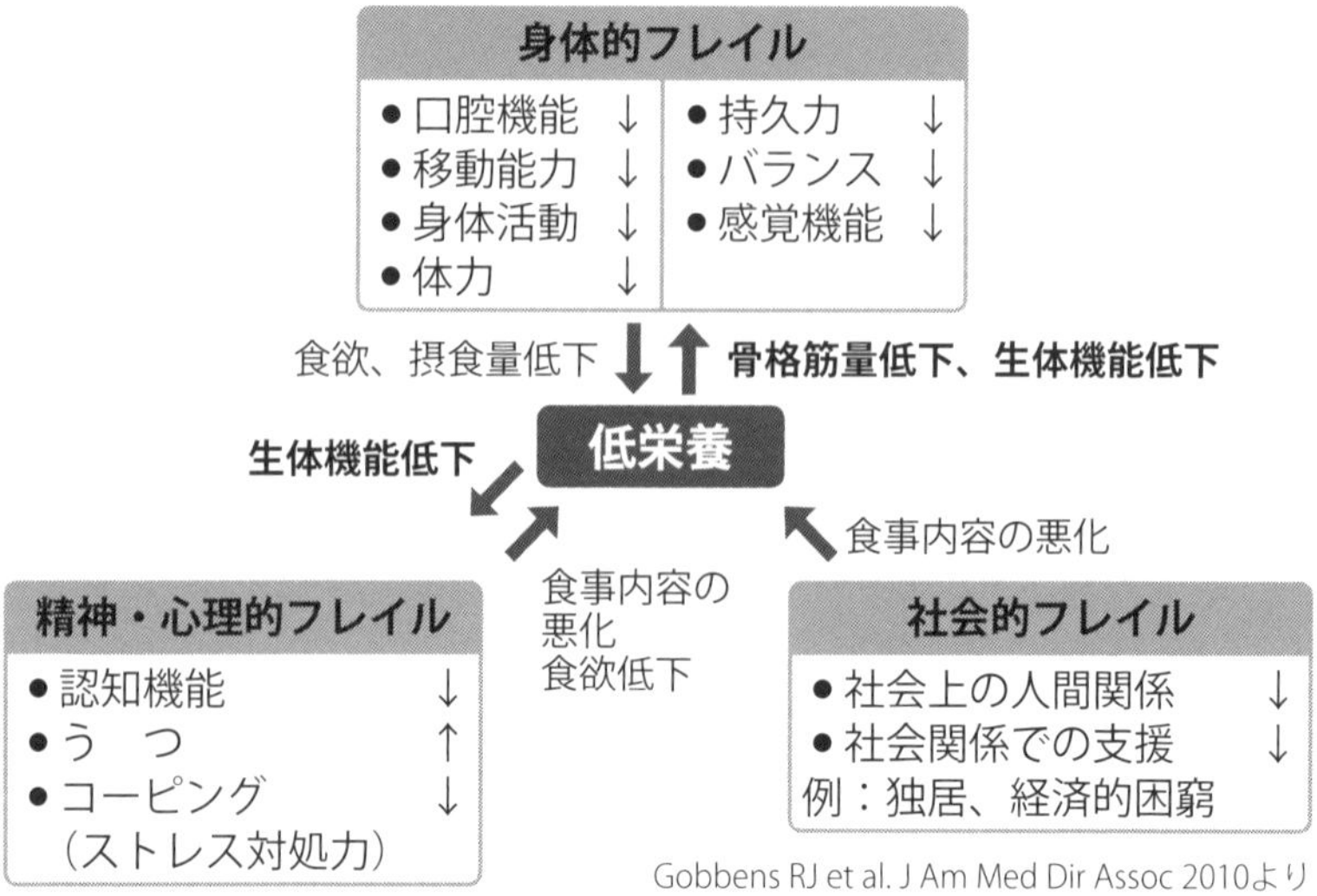

Gobbens RJ et al. J Am Med Dir Assoc 2010より

けこんでいる人もいます。

高齢になるほど、体重減少をもたらす低栄養はフレイルの起点となるようです。衰弱してくると身体活動はさらに低下し、食欲もなくなって、さらに低栄養をまねくという悪循環に陥りやすく、各種フレイルのドミノ現象を起こすのです。

寝たきりや認知症などになって健康寿命を縮めないためには、60代、70代でも筋肉の量を保ち続けることが重要です。適切な栄養と運動で、筋肉の減少を食い止めたり、もし減っていたとしてもまた増やしたり――つまり筋肉を若返らせることが可能です。

10年後に後悔しないよう、50代からはとくに、食事と運動に関心を持っていただきたいと思います。

一度ついた筋肉は復活しやすい

筋トレを始めたら、ずっと続けるのが理想です。でも、もし途中で止めてしまったら、せっかく増えた筋肉はどうなるのでしょう。増えた状態のまま維持されるといいのですが、世の中にそんなうまい話はありません。筋トレを止める＝その筋肉を使わなくなるということですから、だんだん減ってやがて元に戻ってしまいます。

「止めれば戻る」という点はダイエットに似ていますが、大きく違う点があります。それが「マッスルメモリー」効果です。

マッスルメモリーとは、一度、身につけた筋肉は、筋トレを止めて落ちてしまっても、また再開すると短期間でかつての筋肉量まで戻る、「筋肉は覚えている」という性質のこと。筋肉は〝昔の状態を記憶している〟と言っていいでしょう。

この性質は、ボディビルダーをはじめ筋トレを実践してきた人には経験的に知られていましたが、近年、研究が進んでその仕組みが明らかになってきました。

筋肉に限らず細胞にはＤＮＡを収めた核があります。筋肉の場合、細胞の数は一定でも、トレーニングをすることで核の数が増えていきます。筋細胞は核を中心に大きくなるので、私たちは筋肉がついたことを実感できるのです。

トレーニングを止めると、筋細胞はやせていきますが、いったん増えた核は減りません。だからトレーニングを再開すると、「核の数を増やす」というプロセスが省略されるので、私たちの体は核を中心に筋細胞を大きくすることに全力を注げる、つまり短期間で元の筋肉量まで戻ると考えられるわけです。

マッスルメモリーが残る期間は、10〜15年くらいと言われます。もっとも、この期間が過ぎても〝記憶〟がいきなり消去されてしまうのではなく、少しずつ減少していくので、かつての筋トレがムダになってしまうわけではありません。

一度、鍛えて増やした筋肉は一生の財産、すなわち「貯筋」そのものになるのです。

今日から「貯筋」を始めましょう

では「貯筋」はいつから始めるのがいいのでしょうか？

今、でしょ！——予備校の人気講師の先生みたいですが、高齢者になる前に、まず一度、筋肉をつけましょう。

先に触れたように、筋肉は何歳になっても増やすことが可能です。でも、「明日からしよう」とか「もっと先でも大丈夫だろう」とは思わないでください。年を取ってからよりも、少しでも若いときのほうが増やしやすいからです。だから、思い立ったが吉日です。

気がついたら始めましょう。

若いほうが増やしやすいのは、体の中で加齢による以下のような変化が起こってくるため。すなわち筋肉が増えるためには材料となるタンパク質を、私たちの体の中でアミノ酸から合成しなくてはならないのですが、加齢とともに合成する力が低下することがわかっています。

したがって、食事の内容が同じでも、若いほうが血や肉になりやすい、つまり早く筋肉がつくということになります。

また、筋肉が乏しいと太りやすく、メタボ体質になって生活習慣病のリスクが上がってしまいます。その観点からも、今日から「意識して筋肉をつける生活」を始めるのが賢明です。

いま、高齢の方が「もう年だから……」と諦める必要はまったくありませんが、若ければ若いほど多くのメリットがあります。ですからできるだけ早くから鍛えたほうがいい――まさに「今でしょ！」「思い立ったが吉日」です。

筋肉は速筋と遅筋からできている

私たちが立ち上がって歩いたり、荷物を持ち上げたりするときに働く筋肉は「骨格筋」と呼ばれます。文字通り骨にくっついていて、自分の意志で動かすことができる筋肉です。「筋肉を自分の意志で動かせるなんて当たり前じゃないの？」と思われたかもしれませんが、実は自分の意志では動かせない筋肉もあります。

それが胃腸などの内臓や血管の壁となっている「平滑筋」や心臓の「心筋」です。たとえば腸管の平滑筋は、伸びたり縮んだりする蠕動《ぜんどう》運動で内容物を運んでくれていますが、動かそうと意識したことはありませんね。また心筋は骨格筋と似た構造の筋肉（横紋筋）ですが細胞のタイプが違い、意志によって止めることはもちろん、心拍数を変えることもできません。

自分の意志で動かせる筋肉を随意筋、意志で動かせない筋肉を不随意筋と呼びますが、運動によって筋肉を増やすことができるのも随意筋である骨格筋だけです（ちなみに、筋力とは骨格筋が発揮する力のことです。胃腸や心臓が丈夫でも平滑筋の「筋力が強い」ということを意味しません)。

その骨格筋を顕微鏡で見ると、細い線維状の細胞(筋線維)が束になった構造をしており、筋線維は「速筋」と「遅筋」の2種類に大別されます。

「速筋」は白筋とも呼ばれ、遅筋の2倍のスピード、1・4倍の強い力が出せます。ジャンプやダッシュといった瞬間的に大きな力を発揮するときに活躍しますが、すぐに疲れてしまうという弱点があります。酸素を使わなくても動かせる筋肉です。

一方、「遅筋」は赤筋とも呼ばれ、スピードは遅いのですが、酸素を使ってブドウ糖を燃やして働くため疲れにくく、マラソンのような長時間の運動で活躍します。脂肪をエネルギーとして使える筋肉でもあります。

両者の違いは、お寿司を食べているときによくわかります。タイやヒラメなどは、普段はじっとしていて餌を取るときや敵の攻撃をかわすときなど急に動く習性なので、筋肉の大半が速筋(白筋)となった白身の魚。マグロやカツオのような生涯を外洋を回遊する魚は、持続的な運動に適した遅筋(赤筋)が豊富な赤身の魚。生態によって筋肉も違うのです。

私たちの体の骨格筋は、魚のように極端ではなくて、速筋と遅筋の両方から構成されています。ただ両者の割合には遺伝による個人差があることに加えて、トレーニング次第で変わってきます。短距離選手では速筋の割合が多く、マラソン選手は遅筋の割合が多いことが知られています。

速筋と遅筋、対照的な個性の両者ですが、加齢とともに減りやすいのが速筋です。年齢とともに機敏な動きが苦手になってくるのは、こんな理由もあったのです。

筋線維は休んでいるときに太くなる

この本で紹介している筋トレは、毎日続けることをおすすめしていますが、「忙しくてつい忘れてしまった」という日もあるでしょう。うっかり1日くらい忘れてしまっても、問題ありません。「やっぱり続かないからダメだ」などと諦めないでください。

本来、強度の高い筋トレは週に2～3回程度、間隔をあけながら行うものです。バーベルを使うようなもっと強度の高い筋トレとなると、もっと間隔を取る必要があります。筋線維は休んでいるときに太くなるので、休むのも含めてトレーニングです。ですので、トレーニングの強度により、1週間に1回、10日に1回のトレーニングでもよいのです。

毎日トレーニングして、マッチョな体を鍛えているボディビルダーは、全身の筋肉を毎日まんべんなく鍛えているのではありません。体をいくつかの部分に分けて、今日は脚と胸、明日は背中とお腹のように順番に行っています。

これはハードなトレーニングによって、筋肉に小さな損傷が起こっているためです。このとき筋線維ではタンパク質の合成が48~72時間ほど続き、損傷の修復・再生にはもう少しかかるといわれ、再生した筋線維はより太くなります。つまり、休むのもトレーニングのうち。負荷が大きければ大きいほど、休む時間が必要になります。

また、筋肉痛になるくらい頑張る必要もまったくありません。こうした強度の高いトレーニングは、効率的に短期間で筋線維を太くする、筋肉をつける目的で行われるものなので、中高年から高齢者が、ロコモやフレイル予防のために行う運動とは別ものです。

理想的には毎日、散歩やウォーキングで積極的に体を動かし、週に2~3回、筋肉がぷるぷるするくらい筋トレをすることですが、いちばん大切なのは運動を習慣化して続けること。1日くらい忘れたりサボったりしても、「休むのもトレーニングのうち」と考えて、また再開すればいいのですから。休むことにストレスを感じないでください。

第2章

老化は筋力の低下から！

1 ―― フレイルとは自立した生活から要介護へと移行していく段階

「老化現象だから」と放置してはいけない

「人生100年時代」と言われる現代、たしかに元気な高齢者が増えています。アニメの「サザエさん」に登場するお父さん・磯野波平さんは54歳、お母さんのフネさんは50歳という設定だそうです。新聞で連載が始まった昭和20年代の平均的な容貌だと思われますが、いまなら70代に見えるのではないでしょうか。

そのくらい、年齢を重ねても若々しい人が増えました。日本人は若返っていると言っても間違いではないでしょう。

その一方で、平均寿命と健康寿命の間に開きがあることを前章で述べました。男性で約9年、女性では約12年、健康上の問題で日常生活が制限されたり、介護を受けたりして過ごすのです。これは平均ですから、短い人もいるかわり、もっと長い人もいるわけです。

健康寿命をできるだけ延ばし、この要介護期間を短くするために、注意を払わなくてはいけないのが、前章でも少し触れた「フレイル」です。

年を取ると歩く速度が落ちて、以前は平気だった距離でも歩くのがつらくなってきます。しかもとても疲れやすいとか、カゼをひきやすいとか、外出が億劫《おっくう》で家にこもりがちといった状態・症状が増えてきます。

しかしそれを「老化現象だから仕方ない」「もう年だから諦めよう」と思って放っておくと要介護状態へと一直線、どんどん近づいてしまいます。

２０１４年から日本老年医学会は、こうした高齢者の活力減退・体力低下である衰弱症状を、「フレイル」と呼ぶことを提唱するようになりました。

かつては「老衰」とか「高齢による虚弱」といった概念で捉えられていましたが、フレイルとは単に、筋力が衰えてよぼよぼしてくることではありません。高齢になって生理的予備能が低下することで、さまざまなストレスに対して弱くなり、食欲不振や体重減少、

フレイルの3つの側面

精神・心理的フレイル	身体的フレイル	社会的フレイル
●認知機能 ↓ ●うつ ↑ ●コーピング ↓ （ストレス対処力）	●口腔機能 ↓ ●移動能力 ↓ ●身体活動 ↓ ●体力 ↓ ●持久力 ↓ ●バランス ↓ ●感覚機能 ↓	●社会上の人間関係 ↓ ●社会関係での支援 ↓ 例：独居、経済的困窮

Gobbens RJ et al. J Am Med Dir Assoc 2010より

抑うつ症状が少しずつ進行していくような状態を指しています。

また、外出が億劫になって家に閉じこもったり、ひとり暮らしで地域社会や友人とのつながりが失われたり、老老介護で疲弊したりといった状況も起こります。

つまり、健康で自立した生活を送っている状態と要介護状態の間には、明確な一線があるわけではありません。少しずつ活力や体力がなくなってきて、やがて自分で身の回りのことができなくなるという移行段階がフレイルだとされているわけです。

実際、脳卒中などの病気や、転倒や骨折によって、ある日を境に要介護状態になる高齢者は少数派で、多くの場合はフレイルの時期があって、少しずつ要介護状態に移っていきます。付け加えると、フレイルには「身体的フレイル」だけでなく、「精神・心理的フレイル」「社会的フレイル」という3つの側面があります。広い範囲から捉えて対策を立てることが求められているのです。

再び健常な状態に戻ることが可能

フレイルになると具体的にどうなるか。転倒、骨折のリスクが高くなります。骨折して寝込んだことをきっかけに認知症の症状が現れる高齢者はめずらしくありません。

全身が衰弱して予備能力が低下しているので術後合併症が増えるとか、心臓血管系の生活習慣病が出てくる。あちこちの病気が増える状態になって10～20種類もの薬を処方される多剤服用（ポリファーマシー）の問題も起こるなど、さまざまな負のサイクル（フレイル・サイクル）に入ってしまいます。

最近、高齢者が横断歩道のない場所を渡って交通事故に遭うケースが増えているという報道もありました。とくに横断歩道の前後30m以内ではねられた人が急増しているそうで、近くに横断歩道があるのに利用しない高齢者の行動が現れています。

移動能力が衰えてくると横断歩道まで歩くのが面倒になり、つい楽なコースで渡りたくなるのでしょう。視野も狭くなっている上、走ってくる車のスピードを察知するなどの動体視力や認知機能も低下していれば、危険を認識しないまま車道に踏み出すことになってしまいます。

移動能力をはじめとする身体能力や認知機能をできるだけ長く保つことが、個人にとって幸せであり、社会にとっても非常に大切なことだとわかります。

重要な点は、フレイルの段階なら適切な治療や支援を受けることで、また健常な状態に戻れるということです。元に戻ることが可能であるという、それがフレイルなのです。健康寿命を長く保つためには、まずフレイルに陥らないよう日常生活に留意することが第一ですが、もし家族がフレイルに進んでしまったら、いち早く気づいて対応することができれば、また健常な生活に戻れる可能性があるのです。

フレイルの可能性は誰にでもある

フレイルとはどういう状態なのか、国内外で広く用いられている評価基準は、以下の5つです。みなさんも自覚されている項目がありますか？

フレイル評価方法（日本版CHS基準）

項目	評価基準
体重	6ヵ月で2-3kg以上の体重減少
筋力	握力　男性26kg未満、女性18kg未満
易疲労感	（ここ2週間）わけもなく疲れたような感じがする
歩行速度	1.0m/秒未満
身体活動	①軽い運動・体操をしていますか？ ②定期的な運動・スポーツをしていますか？ 上記の2つのいずれも「していない」と回答

該当項目数　0項目：健常、1-2項目：プレフレイル、3項目以上：フレイル

Friedのモデルのうち、身体的フレイルに限る簡便な日本版基準

CHS : cardiovascular Health Study

佐竹昭介. 長寿医療研究開発費　平成27年度　総括研究報告より

1　体重減少／2　筋力（握力）の低下／3　疲れやすい／4　歩行スピードの低下／5　身体の活動性の低下

5つの項目のうち3つ以上に該当する場合がフレイル、1〜2つ該当する場合がプレフレイル（フレイルの前段階）とされています。

「自分はどうだろう？　当てはまるような気もするし…」と思われた人もいるかもしれませんね。それぞれについて、国立長寿医療研究センターの調査研究で使われている基準を元に、もう

少し具体的に解説しましょう。

《**1　体重減少**》では、ダイエットなどで意図して体重を落とした場合は除いて、6か月間で2〜3kg以上の体重減少があったかどうかが目安です。

《**2　筋力（握力）の低下**》利き手の握力を測定して、男性は26kg未満、女性は18kg未満の場合、筋力が低下しているという判定になります。

《**3　疲れやすい**》とは、具体的には、ここ2週間程度、わけもなく疲れたような感じがあるかどうか。疲労感や倦怠感が抜けないという人が該当します。

《**4　歩行スピードの低下**》測定区間5m（前後に1mの助走区間）を歩いて5秒以上かかった場合、歩行スピードが低下しているという判定になります。

《**5　身体の活動性の低下**》では2つの問いかけでチェックします。

①軽い運動・体操（農作業も含む）を1週間に何日くらいしていますか？
②定期的な運動・スポーツ（農作業を含む）を1週間に何日くらいしていますか？
①②で「どちらもない」という人は、身体の活動性が低下していると判定されます。

お気づきのように、フレイルの基準には視力とか認知機能といった項目はありません。筋肉が非常に重視されていて、全身の筋力の目安になるのが握力です。

みなさんの中には「だんだん瓶の蓋が開けられなくなってきた」と自覚している人もいらっしゃるかもしれませんね。全身の筋肉が落ちてきている可能性がある、ということですから、本書第5章を参考にして筋トレをしてください。

この基準で国立長寿医療研究センターが、愛知県で65歳〜91歳の高齢者8７1人に調査したところ、フレイルに該当した人は8・5％、プレフレイルの人は52・4％でした。アメリカでの同種の調査でも、フレイル9・9％、プレフレイル59・1％というデータがあるので、高齢者の1割弱がフレイル、5〜6割がプレフレイルになっていると考えて差しつかえなさそうです。

65歳以上になると、プレフレイルの段階では2人に1人が進む――加齢によって誰でもなる可能性がある、さらにフレイルまで進むリスクを考えると、できるだけ早めに対策を始めることが必要でしょう。まだ若い、自分は関係ないと思い込んでいてはいけません。

最近の流行の言葉なら「ボーっと生きてんじゃねーよ！」ということですね。

2 ―― 自分の足で歩けなくなるロコモティブシンドローム

女性はとくにロコモに注意

女性のほうがフレイルになりやすいことに前章で触れましたが、国立長寿医療研究センターの調査でも、やはり女性のほうがフレイルの頻度が高いことを示していました。男性はフレイル５・２％、プレフレイル49・６％だったのに対して、女性はフレイル12・０％、プレフレイル55・１％だったのです。

５つの項目で見ると、大きな差がついていたのが筋力（握力）の低下です。

男性は10・３％でしたが、女性では20・９％と２倍もの人が、握力が低下していると判定されていました。筋力の低下は男性でも起こるのですが、女性の場合、もともと筋肉が少なくて筋力も弱いので、少し低下してくると、立ったり歩いたりという日常の動作に支障をきたすこともあります。

足の筋力を調べたところ、40歳の女性は70歳の男性よりも低かったというデータもありました。60代の女性は80代の男性を下回ると推定され、筋肉不足から自分の足で歩いて移動するのが困難になってしまう様子が垣間見えます。

男性が歩行困難になったり、寝たきりになったりしてしまうのは、脳卒中などの生活習慣病などが原因であることが多いのに対して、女性は骨や筋肉の脆弱化にともなう運動機能の低下、そして移動機能の低下という「ロコモティブシンドローム（ロコモ）」が目立ちます。

女性がフレイルになりやすいのは、ロコモが大きな要因でした。

身体運動に関わる骨、筋肉、関節、神経など体を動かす仕組みの総称を「運動器」と呼びますが、たとえば骨粗しょう症になって骨折するとか、筋肉が減少するサルコペニアになるとか、加齢にともなう運動器の障害から移動機能が低下した状態がロコモです。

自分の力で歩くのがつらくなると動かないから、弱ってくる。立って家事をするのもつらくなる。ますます全身の筋肉が衰える。ロコモとフレイルとの明確な境目はありません。ロコモであり、フレイルでもあるという状態になっていくのです。

フレイルは要介護の手前で、まだ引き返せる段階と先に述べましたが、当然のことながら、そこまで放っておいてよいというわけではありません。悪くなればなるほど引き返すのは大変です。少しでもロコモの兆候が現れたら、なるべく早く改善を図りましょう。

「ロコモ度」をテストしてみよう

あなたがロコモになっているか、あるいはなりかかっているのか、日本整形外科学会が発表している2つのテストで確かめましょう。

まずは日常生活の中でロコモ度をチェック（ロコチェック）できる7つのポイントです。40代の人には定期的なロコチェックが推奨されています。

●7項目チェック

①片脚立ちで靴下がはけない

ロコチェックをしてみよう

日常生活を振り返り、当てはまるものをチェックしてください。

❶片脚立ちで靴下がはけない	□
❷家の中でつまずいたりすべったりする	□
❸階段を上がるのに手すりが必要である	□
❹家のやや重い仕事が困難である（掃除機の使用、布団の上げ下ろしなど）	□
❺2kg程度の買い物をして持ち帰るのが困難である（1リットルの牛乳パック2個程度）	□
❻15分くらい続けて歩くことができない	□
❼横断歩道を青信号で渡りきれない	□

日本整形外科学会ロコモパンフレットより

1つでもチェックがつけばロコモの可能性があります。

❶❸❹❺❻❼にチェックが入った場合 ➡ **筋力が低下しているおそれがあります。**

おすすめ種目　つかまり立ちスクワット(P201)

❶❷にチェックが入った場合 ➡ **バランス能力の低下が心配です。**

おすすめ種目　開眼片足立ち(P42)

②家の中でつまずいたり滑ったりする

③階段を上がるのに手すりが必要である

④掃除機の使用や布団の上げ下ろしなど、家のやや重い仕事が困難

⑤2kg（1ℓの牛乳パック2本分）程度の買い物をして、持ち帰るのが困難

⑥15分くらい続けて歩けない

⑦横断歩道を青信号で渡りきれない

いかがでしょうか？　7つ

のロコチェック項目でひとつでも当てはまれば、ロコモの心配があります。とくに①の「片脚立ちで靴下をはく」は、しばしば若い人でもできないことがあります。決してムリをせず、転倒しないように注意してください。

実際、若くても片脚立ちで靴下をはけない人や、ふらついてしまう人は少なくありません。この動作は下肢の筋肉だけでなく、お腹の奥にある大腰筋やお腹の筋肉である腹直筋といった姿勢をキープする筋肉がしっかりと機能していないとできません。「うまくはけない」という人は、すでに筋力の低下が始まっていて、ロコモ予備群になっている可能性があります。

「立つ」「歩く」「走る」「座る」といった移動機能が低下した状態がロコモですから、年齢は若くても安心はできません。もし兆候があるようなら、早めに筋肉を鍛えて予防する必要があります。

日本整形外科学会では、国民全体の「運動量の健康」の向上を目指すためには、より幅広い年齢層に対して、現在または将来のロコモの危険性を判定するための指針の必要性も認識されました。そこで２００７年に発表されたロコチェックに加えて、20代から70代までの世代ごとのロコモの危険度を判定する方法として、２０１３年に「ロコモ度テスト」

を策定しました。

以下のロコモ度テストで調べてみましょう。ロコモが始まっているかどうかを簡単にチェックできるもので、日本整形外科学会の発表しているロコモ度テストの一部です。

●ロコモ度テスト

台から立ち上がることで、下肢の筋力を測る**「立ち上がりテスト」**です。

①高さ40㎝の椅子に腰かけて、両腕を胸の前で組みます。両足は肩幅くらいに広げ、床とスネの角度は70度くらいになるようにします。

②左右どちらかの脚を上げます（上げた方の脚の膝は軽く曲げます）。反動をつけずに立ち上がり、そのまま3秒間保持してください。

膝に痛みが起きそうな場合は中止してください。ムリをせず、よろけて転ばないよう、気をつけて行いましょう。

左右とも片脚で立ち上がれたら合格です。いまのところ、ロコモではありません。

どちらか一方の脚で立ち上がれなかった場合、ロコモ度1。

高さ20㎝の台で、同じようにして両足で立ち上がれますか？　立ち上がればロコモ度

立ち上がりテスト

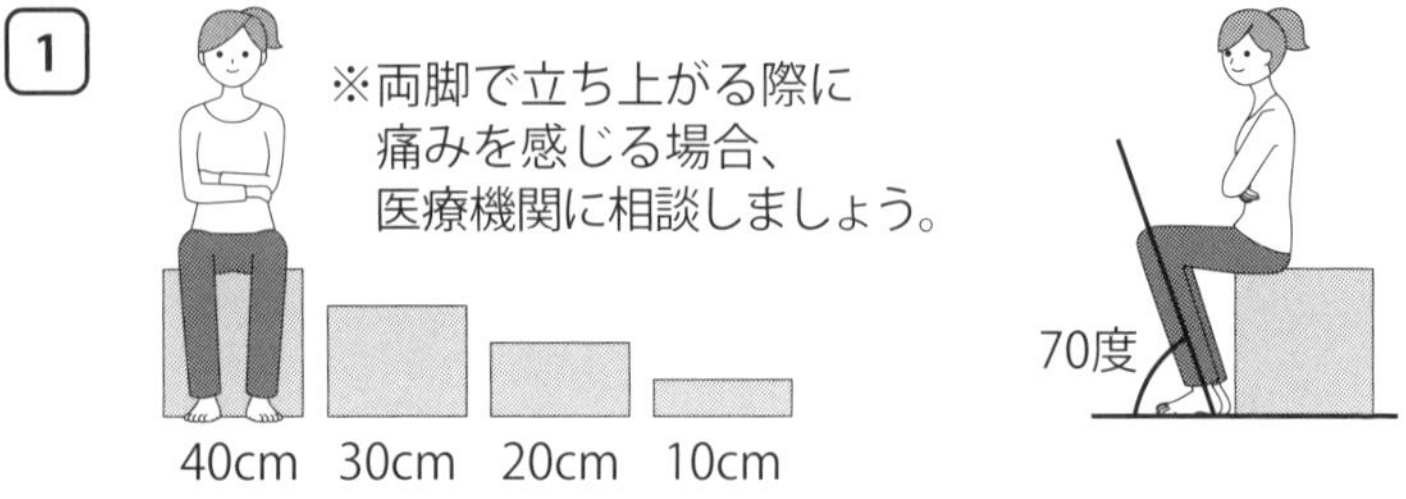
1
※両脚で立ち上がる際に
痛みを感じる場合、
医療機関に相談しましょう。
40cm
30cm
20cm
10cm
70度

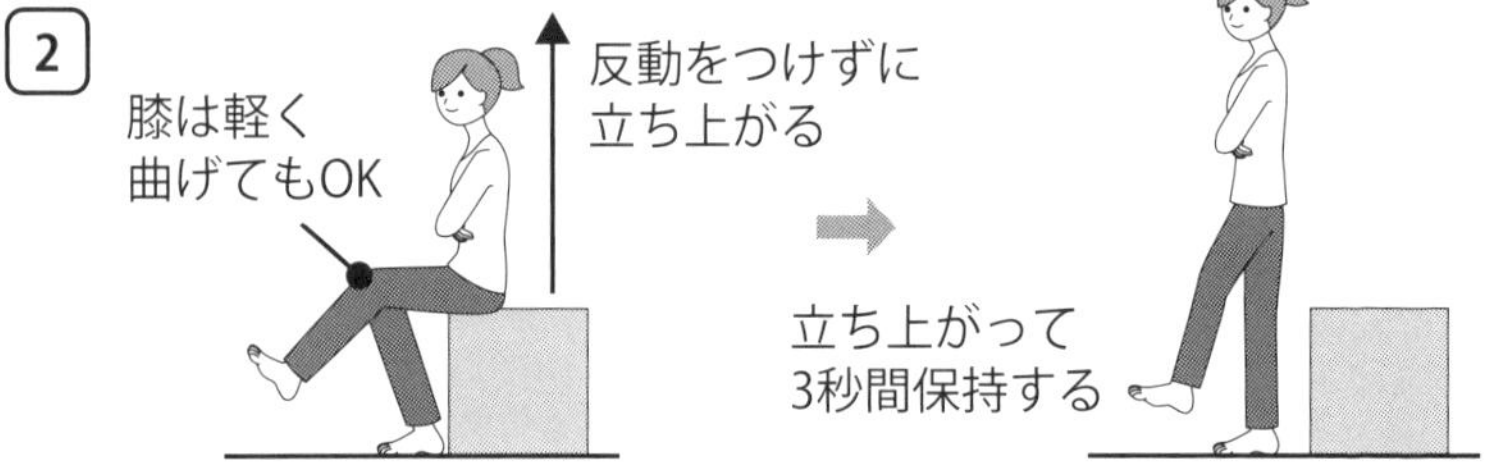
2
膝は軽く
曲げてもOK
反動をつけずに
立ち上がる
立ち上がって
3秒間保持する

注意すること

- ムリをしないように、気をつけましょう。
- テスト中、膝に痛みが起きそうな場合は中止してください。
- 反動をつけると、後方に転倒する恐れがあります。

結果の判定方法

片脚40cmができた場合 ▶ **低い台での片脚でテストを行います**
10cmずつ低い台に移り、片脚ずつテストします。
左右とも片脚で立ち上がれた一番低い台がテスト結果です。

片脚40cmができなかった場合 ▶ **両脚でテストを行います**
10cmずつ低い台に移り両脚での立ち上がりテストをします。
両脚で立ち上がれた一番低い台がテスト結果です。

【参考：各高さでの難易度比較】
両脚40cm＜両脚30cm＜両脚20cm＜両脚10cm＜片脚40cm＜片脚30cm＜片脚20cm＜片脚10cm

日本整形外科学会「ロコモパンフレット2015年版」より

1ですが、立ち上がれなかった場合はロコモ度2です。

ロコモ度テストにはもう1つ、**「2ステップテスト」**があります。このテストでは歩幅を測定します。歩幅を調べることで、下肢の筋力・バランス能力・柔軟性を含めた表現能力を総合的に評価します。

①両足のつま先をスタートラインに合わせて立ちます。
②できる限り大股で2歩歩き、両足をそろえて止まります。
③スタートラインに立ったときのつま先の位置から着地点のつま先までを測り、1㎝単位で記載します。
④測定は2回行い、最大2歩幅÷身長を計算し、2ステップ値を出します。

停止時にバランスを崩した場合は「失敗」とし、再度測定。なお、ジャンプは禁止。

2ステップ値が1・3以上の人が合格です。いまのところ、ロコモではありません。

2ステップ値が1・1以上1・3未満の人はロコモ度1、1・1未満の人はロコモ度2です。

2ステップテスト

■2ステップ値の算出方法
2歩幅（cm）÷身長（cm）＝2ステップ値

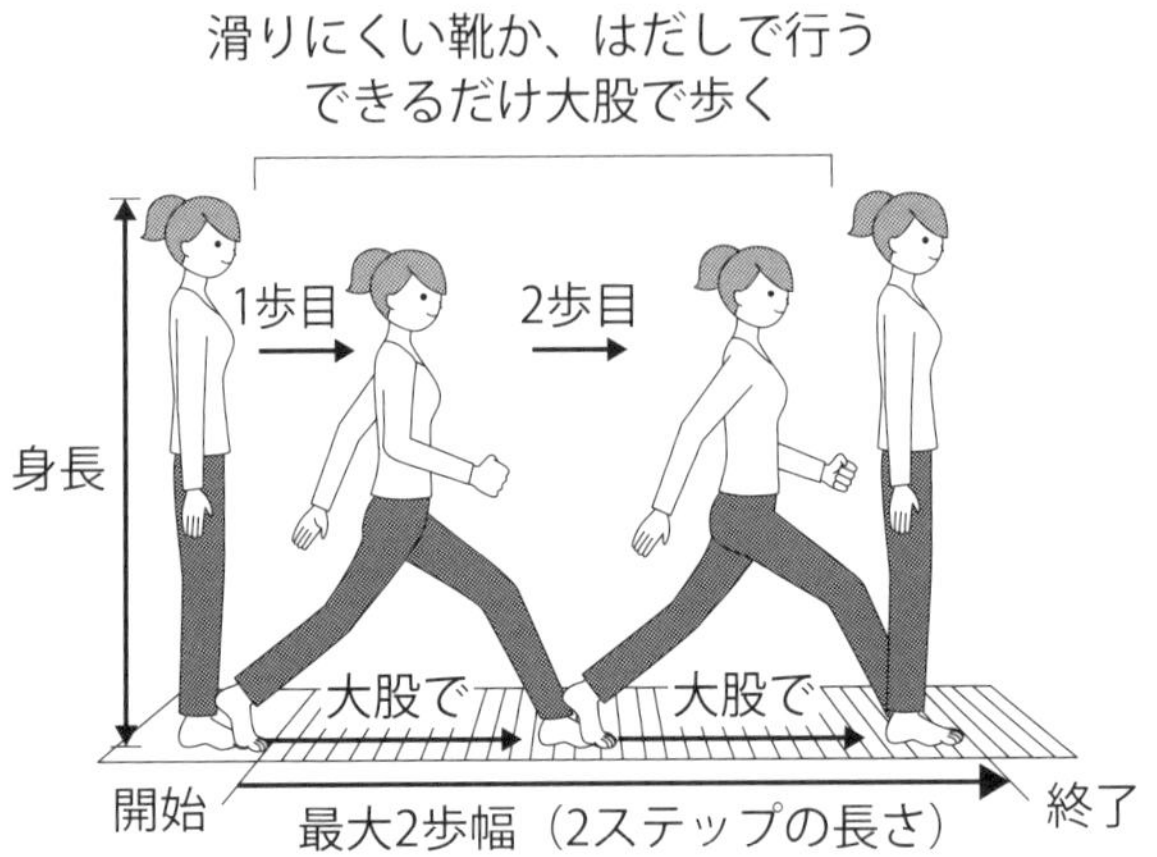

「ロコモ度1」は、移動機能の低下が始まっている状態です。

とはいえ、筋力やバランス力が落ちてきていることに、気づいてない人が大半です。

201ページで紹介するスクワット、片脚立ちなど、運動を習慣づける必要があります。また十分なタンパク質とカルシウムを含んだ、バランスの取れた食事を摂るように気をつけてください。

「ロコモ度2」は、すでに移動機能の低下が進行している状態です。

いまのままの生活習慣では、自立した生活ができなくなるリスクが高くなっています。

とくに「膝が痛い」「腰が痛い」といった痛みをともなっている場合は、何らかの運動器疾患が発症している可能性があります。整形外科専門医の受診をおすすめします。

先の片脚立ちで靴下をはく動作でも、このロコモ度テストでも、関節や筋肉に痛みはあるという場合はムリをしてはいけません。ロコモの原因は骨や関節、筋肉の病気が原因になっている場合があるからです。

また、今回は問題なくても、加齢とともに筋力は思ったよりもずっと早く落ちてきます。定期的にあなた自身の移動機能を確かめることが大切です。

あなたのロコモ度を調べましょう。

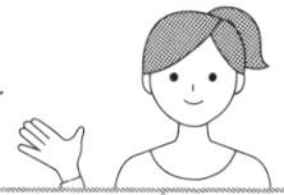

Q16	隣・近所に外出するのはどの程度困難ですか。	困難でない	少し困難	中程度困難	かなり困難	ひどく困難
Q17	2kg程度の買い物(1リットルの牛乳パック2個程度)をして持ち帰ることはどの程度困難ですか。	困難でない	少し困難	中程度困難	かなり困難	ひどく困難
Q18	電車やバスを利用して外出するのはどの程度困難ですか。	困難でない	少し困難	中程度困難	かなり困難	ひどく困難
Q19	家の軽い仕事（食事の準備や後始末、簡単なかたづけなど）は、どの程度困難ですか。	困難でない	少し困難	中程度困難	かなり困難	ひどく困難
Q20	家のやや重い仕事（掃除機の使用、ふとんの上げ下ろしなど）は、どの程度困難ですか。	困難でない	少し困難	中程度困難	かなり困難	ひどく困難
Q21	スポーツや踊り（ジョギング、水泳、ゲートボール、ダンスなど）は、どの程度困難ですか。	困難でない	少し困難	中程度困難	かなり困難	ひどく困難
Q22	親しい人や友人とのおつき合いを控えていますか。	控えていない	少し控えている	中程度控えている	かなり控えている	全く控えている
Q23	地域での活動やイベント、行事への参加を控えていますか。	控えていない	少し控えている	中程度控えている	かなり控えている	全く控えている
Q24	家の中で転ぶのではないかと不安ですか。	不安はない	少し不安	中程度不安	かなり不安	ひどく不安
Q25	先行き歩けなくなるのではないかと不安ですか。	不安はない	少し不安	中程度不安	かなり不安	ひどく不安
回答数を記入してください		0点＝	1点＝	2点＝	3点＝	4点＝
回答結果を記入してください		合計				点

ロコモ度判定方法	
ロコモ度1	**ロコモ25の結果が7点以上**
ロコモ度2	**ロコモ25の結果が16点以上**

ロコモ度テスト結果記入用紙

ロコモ25 この1ヵ月の間に、からだの痛みや日常生活で困難なことはありませんでしたか？
次の25の質問に答えて、あなたのロコモ度をしらべましょう。

■この1ヵ月のからだの痛みなどについてお聞きします。						
Q1	頸・肩・腕・手のどこかに痛み（しびれも含む）がありますか。	痛くない	少し痛い	中程度痛い	かなり痛い	ひどく痛い
Q2	背中・腰・お尻のどこかに痛みがありますか。	痛くない	少し痛い	中程度痛い	かなり痛い	ひどく痛い
Q3	下肢（脚のつけね、太もも、膝、ふくらはぎ、すね、足首、足）のどこかに痛み（しびれも含む）がありますか。	痛くない	少し痛い	中程度痛い	かなり痛い	ひどく痛い
Q4	ふだんの生活でからだを動かすのはどの程度つらいと感じますか。	つらくない	少しつらい	中程度つらい	かなりつらい	ひどくつらい
■この1ヵ月のふだんの生活についてお聞きします。						
Q5	ベッドや寝床から起きたり、横になったりするのはどの程度困難ですか。	困難でない	少し困難	中程度困難	かなり困難	ひどく困難
Q6	腰掛けから立ち上がるのはどの程度困難ですか。	困難でない	少し困難	中程度困難	かなり困難	ひどく困難
Q7	家の中を歩くのはどの程度困難ですか。	困難でない	少し困難	中程度困難	かなり困難	ひどく困難
Q8	シャツを着たり脱いだりするのはどの程度困難ですか。	困難でない	少し困難	中程度困難	かなり困難	ひどく困難
Q9	ズボンやパンツを着たり脱いだりするのはどの程度困難ですか。	困難でない	少し困難	中程度困難	かなり困難	ひどく困難
Q10	トイレで用足しをするのはどの程度困難ですか。	困難でない	少し困難	中程度困難	かなり困難	ひどく困難
Q11	お風呂で身体を洗うのはどの程度困難ですか。	困難でない	少し困難	中程度困難	かなり困難	ひどく困難
Q12	階段の昇り降りはどの程度困難ですか。	困難でない	少し困難	中程度困難	かなり困難	ひどく困難
Q13	急ぎ足で歩くのはどの程度困難ですか。	困難でない	少し困難	中程度困難	かなり困難	ひどく困難
Q14	外に出かけるとき、身だしなみを整えるのはどの程度困難ですか。	困難でない	少し困難	中程度困難	かなり困難	ひどく困難
Q15	休まずにどれくらい歩き続けることができますか（もっとも近いものを選んでください）。	2〜3km以上	1km程度	300m程度	100m程度	10m程度

3　加齢で弱ってきた筋肉を立て直して若返ろう!

筋肉が衰える「サルコペニア」

ここまで何度も述べてきた「加齢にともなって筋肉が減少、筋力も落ちてきて、歩くのが遅くなる」という状態は、いまでは「サルコペニア」と呼ばれる病気と考えられています。ギリシャ語の「筋肉（sarco)」と「減少（penia)」を併せた造語による名称です。

加齢が原因で起こるサルコペニアを「一次性」、それ以外の身体活動量の低下、病気、栄養不良で起こるものを「二次性」と大別しますが、医学的な定義でも、まず骨格筋量の減少があって、それによる機能（筋力＝握力と歩行速度のどちらか、あるいは両方）の低下を条件としています。

したがって日ごろの運動不足やダイエットによる低栄養などが続くと、たとえ40代、50代であっても安心できません。サルコペニア予備群の状態だったとしても、年齢を重ねていくと、筋肉の量や質が実年齢よりもずっと早く高齢化してしまう可能性が高いのです。

年齢は若くてもロコモのリスクが上がってしまうのは、容易に想像できるでしょう。

ロコモの原因には、加齢によって骨がスカスカになる骨粗しょう症、軟骨が劣化してくる変形性関節症なども挙げられます。こうした病気は診断や治療の方針がはっきりしているので、早期に発見して予防したり、治療して進行を食い止めたりする重要性が広く知られるようになりました。ロコモからフレイルへという流れを断つ、あるいは遅らせるために有効だと理解されてきたためです。

筋肉量が一定以下まで低下すると、日常生活の動作が制限されるようになり、寝たきりや転倒・骨折などを起こすリスクが高まってきます。サルコペニアも、骨粗しょう症や変形性関節症と同様に、早期発見と対策が大切なことは言うまでもありません。

なかなか自覚しにくい病態ですが、「年齢以上に筋肉が老けこんだ状態」だと理解すれば、「若返ろう！」というモチベーションが湧くのではないでしょうか。

次の「指輪っかテスト」で「もしかしたらサルコペニアかも」と思ったら、日常生活の改善をさっそく心がけてください。

「指輪っかテスト」で簡単チェック

サルコペニアになっているかどうか、あるいはその危険性が迫っているのかどうかを簡単に調べられるテストが、東京大学高齢社会総合研究機構の飯島勝矢教授の考案した「指輪っかテスト」です。

両手の親指と人さし指で輪っかをつくり、ふくらはぎのもっとも太い部分を囲めるかどうかでチェックします。囲んだ指とふくらはぎの間に隙間ができるようならサルコペニアの疑いがあり、隙間が大きいほど筋肉が少ないと考えられます。囲めるけれども隙間ができないとか、囲めないのであれば、サルコペニアの可能性は低いと言えます。

指輪っかテスト

ふくらはぎのもっとも太い部分を両手の親指と人さし指で囲む

低 ←── サルコペニアの可能性 ──→ 高

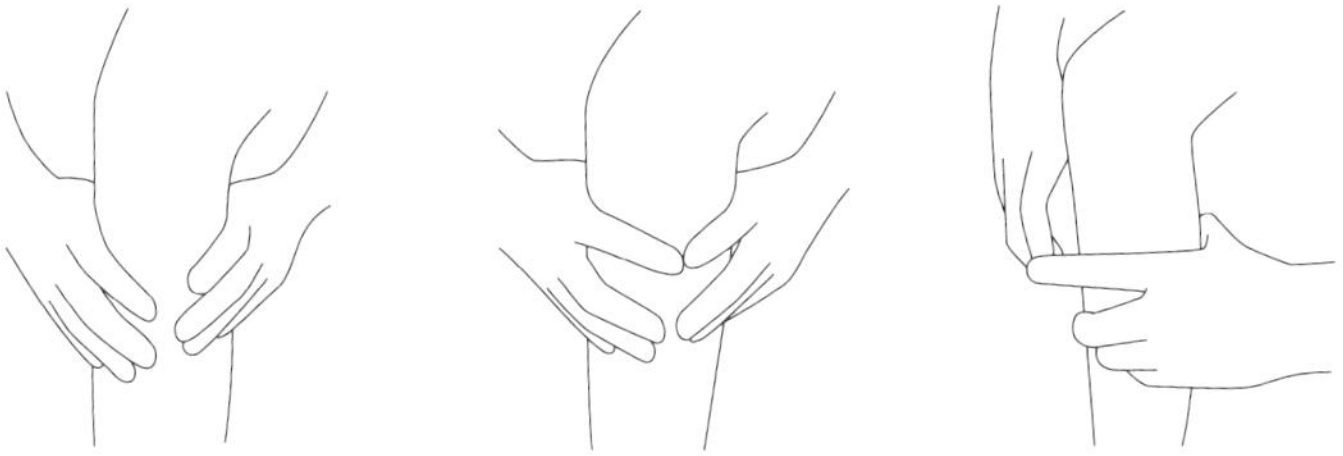

囲めない　　ちょうど囲める　　隙間ができる

飯島教授提供資料より

もっともふくらはぎが太いほどいいというわけではありません。太っているのに筋肉量が少ないとか、減少しているというケースがあるためです。「開眼片脚立位テスト」や「5回立ち座りテスト」でもチェックしたほうがいいでしょう（78ページ）。

「開眼片脚立位テスト」では、両目を開けたまま片脚立ちができる時間が8秒未満だった場合、「5回立ち座りテスト」では椅子からの立ち座りを5回する時間が10秒以上かかった場合にサルコペニアが疑われます。

サルコペニアはもともと欧米で提唱された概念なので、体格のいい欧米人を対象とした基準でしたが、その後、アジア人の体格や筋

開眼片脚立位テスト

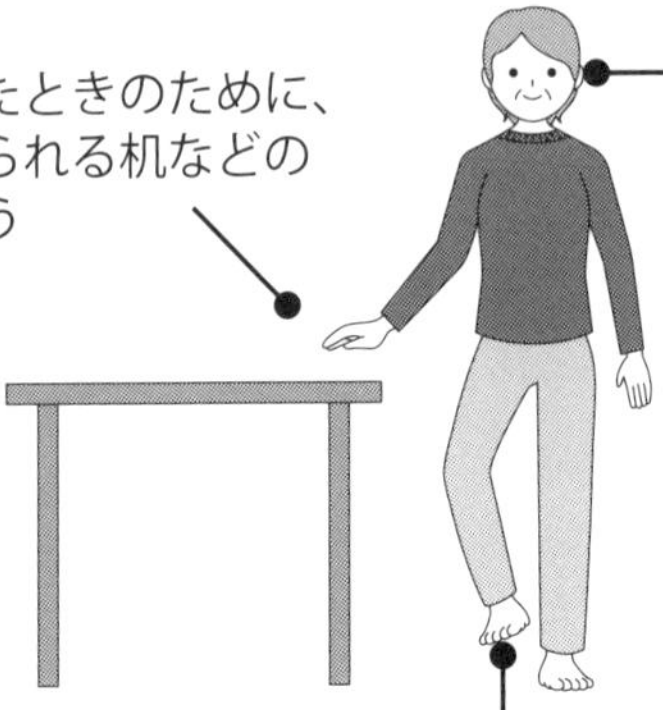

ふらついたときのために、
体を支えられる机などの
近くで行う
両目を開ける
片脚が床につかないように軽く上げる

**片脚立ちできる時間が
8秒未満だった場合、
サルコペニアが疑われる**

5回立ち座りテスト

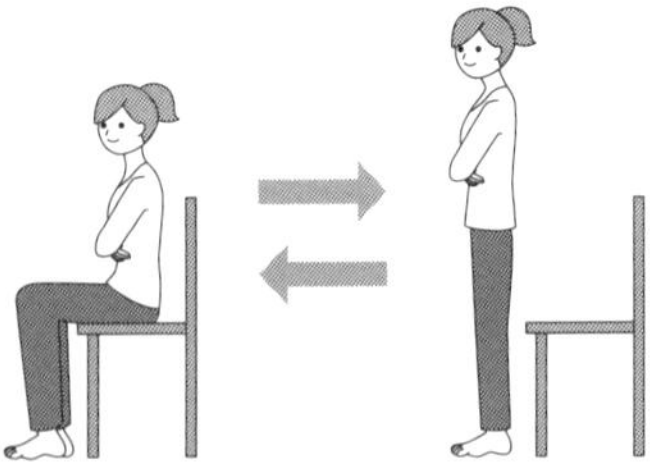

（1）背筋を伸ばして
椅子に座る
（2）両手は胸の前で
腕組みをする
（3）膝が完全に伸びる
まで立ち上がる
（4）すばやく開始時の
座った姿勢に戻す
（（1）〜（4）で1回）

＊椅子は動きにくい、安定した物を使う。
＊素足またはかかとが低い靴をはいて行う。
＊息は止めないようにする。
＊強い膝痛、強い腰痛の自覚症状のある場合は実施しない。

**5回立ち座りするのに10秒以上かかった場合、
サルコペニアが疑われる**

「健康づくりのための運動指針2006」より

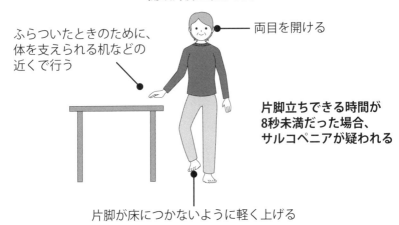

後期高齢者で急増するサルコペニア

アジア基準による判定

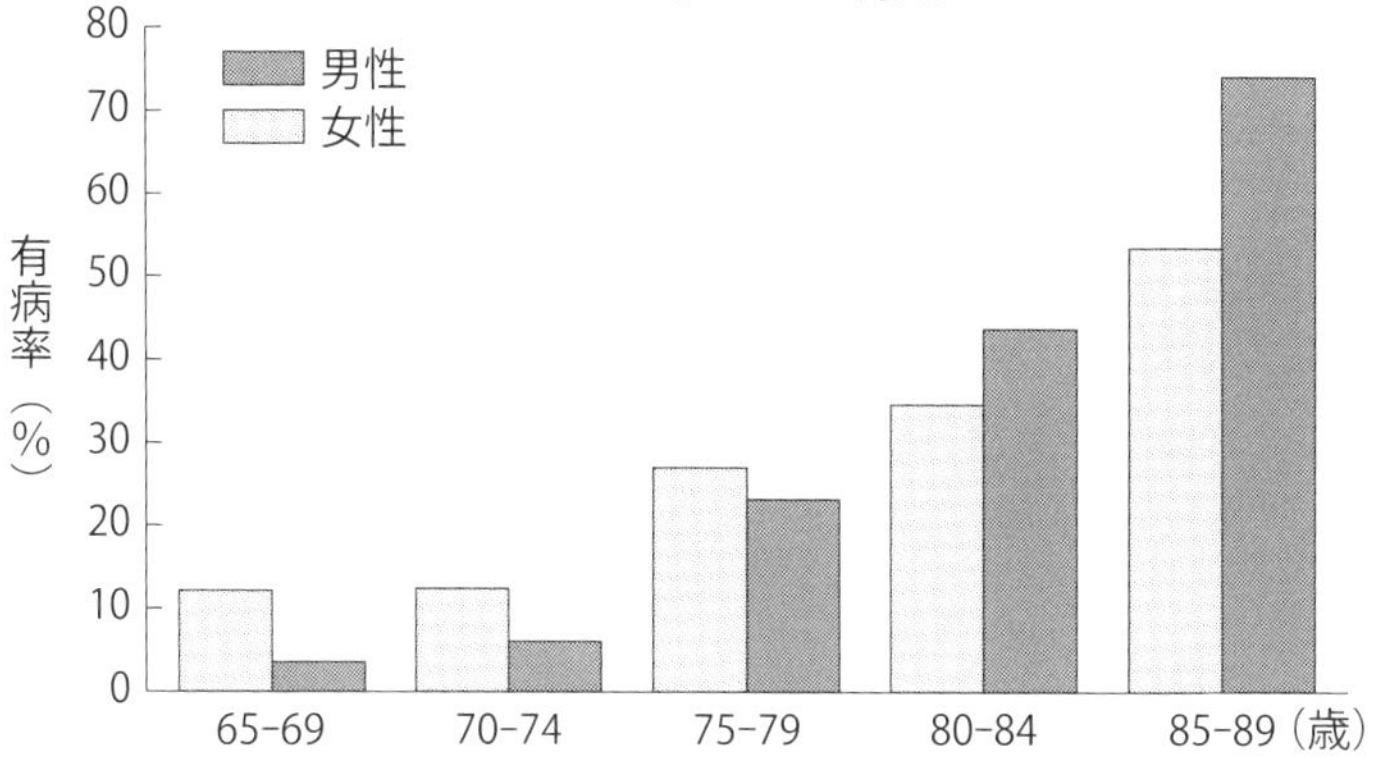

75歳以上からサルコペニアの有病率が高くなり、
80歳以上では女性より男性の方が多くなる

Yamada M et al. J Am Med Dir Assoc 2013より

力などのデータを考慮してＡＷＧＳ（アジアのサルコペニアの研究グループ）による診断基準がつくられ、日本でも使われるようになりました。

握力あるいは歩行速度の測定と筋肉量の測定が必要なため、簡単に調べてみるのには向いていませんが、「指輪っかテスト」などで、サルコペニアが疑われるという場合、医療機関で調べてもらうのがいいでしょう。

「サルコペニア」と「メタボ」のセットが危ない

「指輪っかテスト」のところで指摘したように、肥満——いわゆるメタボで、かつ筋肉量が低下しているというケースがあります。こうしたサルコペニアと体脂肪の増加がセットになっている状態が「サルコペニア肥満」です。

サルコペニア肥満は早い人だと40代で発症することがあり、年齢が上がるほど増加します。メタボの男性の場合、65〜74歳でサルコペニアの有病率が5倍という研究報告があります。65歳を対象とした調査だったので、若い年齢層での有病率は不明ですが、もっと若くても、メタボの人にはサルコペニアが多いだろうと推察されています。

実際、ふっくらしているのに筋肉が不足している人はめずらしくありません。

メタボもサルコペニアも運動不足が大きな要因ですから、不思議ではないのですが、セットで起こると、相乗作用で健康上のリスクが大きくなってしまいます。

サルコペニア肥満では、脂質異常症のリスクが高くなることがわかっています。

脂質異常症とは、以前は高脂血症ともいわれていた病気で、血液中にLDLコレステロールや中性脂肪（トリグリセライド）などの脂質が多い状態です。その結果、動脈硬化を起こしやすくなって心筋梗塞《こうそく》や脳卒中などのリスクが高まってしまうのです。

高血圧で脂質異常症の人は、血管壁が傷つきやすいため動脈硬化がさらに進行しやすいと言われています。

筋肉が少ないためにエネルギー消費も少なく、余ったエネルギーが脂肪に変わって蓄えられる悪循環から、ますます抜け出しにくい状態に陥っているのですから、脂質異常症へと進んでしまうのです。

なんとかこの悪循環を断ち切らなくてはいけないのですが、サルコペニア肥満は、意欲の低下をもたらしており、体を動かすのが億劫になるような「心の健康」にも影響を与えていることが明らかになってきました。

65歳以上の高齢者のデータでは、サルコペニアと肥満のどちらでもなければ、抑うつ症状のある人は、8・5%、どちらかだけなら11・0～11・6%でしたが、サルコペニア肥満の人の場合、26・6%。大幅に高いのです。

40代、50代でメタボを指摘されて何もしなかった人は、高齢者になると、さらに意欲が湧かなくなる可能性が高く、そのまま抑うつ症状が出てくるとも考えられます。

高齢者では、家に閉じこもって社会とのつながりを断ってしまう人も少なからずいます。すなわち「精神・心理的フレイル」「社会的フレイル」と呼ばれる状態に陥ってしまう。

長い人生をずっと楽しむためには、やはり避けなくてはいけません。

サルコペニアは要介護への出発点

「フレイル」「ロコモティブシンドローム（ロコモ）」「サルコペニア」と、次々にカタカナの用語が出てきて、煩わしく思った方もいるかもしれませんね。

もう一度整理しておきましょう。

「フレイル」というのは、年を取ってきてさまざまな面で弱ってくることです。それを「身体的フレイル」「精神・心理的フレイル」「社会的フレイル」という3つの側面で捉えて、「要介護にならないよう健常な状態に引き戻そう。まだ引き戻せますよ」という〝段階〟を意味しています。

栄養不足から要介護までのフロー

運動不足と偏った食事による栄養不足

↓

サルコペニア

↓

ロコモ

↓

フレイル（身体的フレイル）

↓

（精神・心理的／社会的フレイル）

↓

要介護

「ロコモ」は、日本語にして漢字で書けば「運動器症候群」。足腰が衰えたり障害が出たりして移動が困難になるさまざまな〝症状〟です。骨や筋肉、関節といった「運動器」に障害が発生して移動が難しくなると「身体的フレイル」に直結してしまうので、さかんに注意が呼びかけられているわけです。

「サルコペニア」は「ロコモ」を引き起こす〝病気〟です。脊柱管狭窄《せきちゅうかんきょうさく》症や変形性関節症のような老年性疾患もロコモの原因になりますが、サルコペニアや骨粗しょう症は、運動と食事という生活習慣による慢性疾患ですから40代でも発症します。

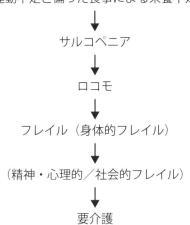

これをまとめると、次のような順序になります。

運動不足と偏った食事による栄養不足　↓　サルコペニア　↓　ロコモ　↓　フレイル（身体的フレイル↓精神・心理的／社会的フレイル）　↓　要介護

少しでも早い段階で手を打たなくてはいけないのは、こんな流れからもご理解いただけるのではないでしょうか。最初は気づかなかったような筋肉の減少・衰えが、10年、20年と経ったときの異変につながっていきます。

4 ―― 中高年期からの人生が幸福であるためには筋肉が大切！

筋肉はメタボ・糖尿病予防の鍵

手足を動かしたり姿勢を保ったりするだけが筋肉の働きではありません。

筋肉はメタボと大いに関連があります。メタボの診断基準にある血糖値を調整するためには、筋肉（骨格筋）が非常に重要な役割を果たしています。

食事をして血液中の糖分（血糖）が上がると、膵臓《すいぞう》から血糖を下げるホルモンであるインスリンが分泌されます。筋肉では細胞膜にあるインスリン受容体が反応して、血糖を細胞内に取り込んでエネルギーに変え、必要な分だけをグリコーゲンという物質として蓄えておきます。食事をすると、体がぽかぽかと温かくなるのはこのためです。

脂肪細胞の細胞膜にもインスリン受容体があって、余分な糖を中性脂肪に変換してため込む仕組みです。

骨格筋がしっかりあれば、糖はエネルギーとして消費されるし、グリコーゲンとしてもより多く蓄えることが可能です。逆に少ないと、糖の消費は少なく、余って中性脂肪になってどんどんため込まれてしまうわけです。

こうして体脂肪組織が過剰に蓄積した状態が肥満であり、とくに内臓脂肪が蓄積してくると、内臓脂肪組織からアディポサイトカインという物質の分泌異常を起こして、脂質異常症や高血圧、糖尿病といった生活習慣病を起こしやすくなる上、動脈硬化を促進して心臓病や脳卒中のリスクを高めてしまう。

これがメタボ（メタボリックシンドローム）ですから、筋トレで骨格筋を増やすことは予防や改善になるのです。

筋肉細胞をさらに詳しく見てみましょう。

細胞内に糖を取り込むためのドアの役目をしているのが糖の輸送体であるＧＬＵＴ４というタンパク質で、インスリンはドアを開くための鍵の役割をします。よく運動をしている人は筋肉細胞中にＧＬＵＴ４が2倍ほど多く、少しのインスリンで一斉にドアを開いて血糖を筋肉細胞の中に取り込むので、すみやかに血糖値が下がります。

メタボの人ではこのＧＬＵＴ４が少なく、インスリンがあっても効果を発揮できなくなる「インスリン抵抗性」を生じてしまいます。こうして血液の中に糖があふれた状態＝高血糖が続くと、糖尿病へと進行してしまいます。

日本人はもともと膵臓からのインスリンの分泌能力が欧米人の半分程度と低く、肥満にならなくても糖尿病を発症しやすいので、ことさらに注意が必要なのです。

メタボでも糖尿病でも、運動療法は基本的にウォーキングやジョギングなどの有酸素運動です。効果が上がるのは脈拍が１００～１２０くらいに上がるペースで15～30分行います。筋トレにより骨格筋が増えれば、さらに効果が上がります。

尿もれはＱＯＬを損ね、フレイルの引き金にも

加齢とともに筋肉は弱くなり、ロコモ度テストで引っかかってくるころになると、女性の方では骨盤の底にある筋肉（骨盤底筋）が弱ってきて「尿もれ」が起こりやすくなります。第1章でも触れたように、40代以上の女性では3〜4割が尿もれを体験しているとされるほどよくある症状です。

尿もれは、骨盤底筋が弱ってきて起こる「腹圧性尿失禁」と、膀胱《ぼうこう》のコントロールがうまくいかなくなる「切迫性尿失禁」に大別されますが、両者の混合型もあり、大半の尿もれは筋力の低下が関係しています。

原因や治療法、予防などは第3章で詳しく説明しましょう。

尿もれは命に関わるような病気ではありませんが、本人には気持ちが悪いし不衛生になります。尿道口から侵入した細菌が尿路をさかのぼる上行性感染によって、膀胱炎や腎盂《じんう》腎炎《じんえん》など尿路感染症にかかりやすくなります。女性は尿道が短いためこうした病気にかか

りやすいのです。人に尿もれを気づかれたらイヤなので外出も億劫になりやすく、うつ症状になってしまう人もいます。

尿もれもまた、筋肉の減少や筋力の低下に起因して、生活の質（ＱＯＬ）を大きく損ねてしまうもの。出不精になり活動量も低下させてしまうので、フレイルの引き金になると言っても過言ではないほどです。

中高年期以降の幸せは筋肉次第

加齢が原因のひとつとはいえ、筋肉の状態には大きな個人差があります。日常的に体をよく動かしたり、スポーツを楽しんできたりした人と、そうではない人とで大きな差がつくことは想像できるのではないでしょうか。

人間は年齢を重ねるほど、個人差が大きくなります。

０歳では外見もほとんどみんな同じですが、60歳になるころには、40代に見える人もいれば、どう見ても70代にしか思えないような人もいます。同級生でも親子ほどの外見の差がついてしまう。これは外見だけでなく、身体機能でも同じです。

10㎞くらい歩いても平気な人もいれば、体にさまざまな異常や障害が出てきて、駅までの500mでもつらいという人がいるわけです。

90歳を過ぎると個人差はもっと激しくなる。施設や家にこもりきりの人がいる一方で、自分で身の回りのことはできるし買い物にも行けるという人も少なからずいます。突き詰めれば、筋肉と骨がしっかりしている人ほど元気です。

したがって年を取ればとるほど、平均値は意味をなしません。

デイサービスなどで施設に行けば同じような人が集まっていますが、その中で「自分も同じなのだ」とか「私のほうがちょっといい」などと比べていても仕方がない。さらに、自分より年を取っている人と比べたら意味がありません。

よく診察室で「私の体、同じ世代の人と比べるとどうなんでしょう?」と聞かれます。「年齢の割に若いですよ」とか「年相応ですね」という返答を期待しているのでしょう。でも、本来は若い人と比べないといけません。年齢相応の筋肉では、人生を十分に楽しむのは難しい。

中高年期以降の人生で幸せを感じられるかどうかは筋肉次第。ロコモやフレイルは、この時期のQOLを著しく損ねてしまいます。何度も述べてきたように「年のせいだから仕方がない」と放置しないでください。

不自由でも恥ずかしくても歩こう

診察室での印象でも、さまざまな統計を見ても、日本人は75歳までは若いし元気です。法律上の定義では65歳からは前期高齢者ですが、「高齢者」のカテゴリーに入れるのがためらわれるような人もたくさんいます。勤労意欲もあるし、就労率も高い。世界的に見ても日本の高齢者はよく働いています。

ところが後期高齢者となる75歳を過ぎると、心血管系の病気や骨折などが歴然と増えてきます。健康なうちは元気に活動していても、ひとたび病気で倒れると、そこでもうすっかり諦めてしまう人が多いのです。

たとえば脳梗塞で体が不自由になった、心筋梗塞で起き上がれなくなったというとき、潔さを美徳とする日本人ゆえなのか、諦めがよすぎるようです。

しかし諦めてしまうと、体の機能は下り坂を駆け下りるように急速に低下していきます。

前期高齢者 VS 後期高齢者

■前期高齢者（65-74歳）

- 健康度が高く、活動的
- 社会的貢献度（プロダクティビティ）も高い
- 就労意欲が高く、欧米に比べて就労率が高い（23.0%）

■後期高齢者（75歳以上）

- 心身の機能の減弱が顕在化
- 老年症候群、虚弱、認知症が増加
- 医療機関受診者の割合が高い
- 要介護認定者の割合が高い（88.0%）

日本の高齢者は健康なうちは元気に活動する人が多いが、
イベントを契機に健康を諦めがちになる
➡活発に活動すれば、廃用症候群のリスク上昇を抑え、
健康寿命の延伸が期待できる！

ひとたび寝込んでしまうと、廃用性萎縮で筋肉がすっかり衰えて、体はますます動かなくなってしまいます。

リハビリをして少し体が動かせるようになっても、足が不自由だと外を歩くのは大変だし、「やっぱり恥ずかしいからもういい」となってしまう人が多いのです。だからといってそのまま引きこもってしまうとだんだん心身の機能が衰えて、遠からず認知症が始まってしまう。そんな現実があります。

でも本当は、そこを頑張ってリハビリをすると、また元気で元通りの生活に戻れる可能性があるのです。

海外に行くと、脳梗塞を患ったと思われる人が、足をひきずりながら公園などを散歩しています。スーパーマーケットでも懸命に体を動かして買い物をしています。体を動かせば必ず元に戻ると確信しているのでしょう。

これは私たちも見習わなくてはいけません。「不自由な体を人に見られるのは恥ずかしい」という気持ちは忘れて、もっともっと外へ出て行かないといけない。

ムリをしてでも体を動かそう、自分の足で歩こうという姿勢は、ますます進行していく高齢社会に暮らす日本人にとって、とても大切なことだと思います。

一度くらい倒れても、不自由でも恥ずかしくても歩くことで、機能は少しでも取り戻せます。這ってでも体を動かしたほうがいい。元通りの健康状態にはならなくても介護の度合いが軽くなります。つまり、そこそこの健康寿命は確保できるわけです。

ある程度、年がいったら杖はあったほうがいいですね。転倒防止と、ほかの人が気をつけてくれるという2つの効用があります。私自身、筋トレをしています。その理由は、杖をつく時期と介護を受ける日を少しでも遅くして、自立していたいからです。筋肉の重要性や運動の役割を知っていれば、こうした考え方への理解も進んでいくに違いありません。

体の機能は、若いころとまったく同じというわけにはいきません。でも、自分の足で歩いて自分の口で食べられるなら、いきいきして元気でいられます。筋トレで、自立して生活できる状態を延ばしましょう。

高齢者の食事に大切なのはタンパク質

運動と食事は、年齢にかかわらず健康な体を維持するための2本柱です。

筋肉量や筋力を保ち続けるためには、足腰の衰えを防ぐための運動と並んで、食事がとても重要です。筋肉だけではなく、脳も内臓も血液も、骨、毛髪から爪まで私たちの体は、食事によって栄養を摂る必要があるからです。

「体にいい食事」「健康な食生活」のために、「食べすぎは厳禁」「肉の食べすぎはよくない」「野菜をしっかり食べる」といったことを心がけている人も多いでしょう。中高年にとって、内臓脂肪の蓄積から生活習慣病へと進ませないための食事＝健康的という〝常識〟があるようです。

しかし、男女とも80歳を超える長寿国になった日本では、この〝常識〟を変えていかなくてはならないことが、近年の研究から明らかになってきました。

たとえば、かつて高齢者は基礎代謝量が減少してくるので、必要な栄養も少なくなると考えられていましたが、いまは高齢者こそしっかり食べる必要がある、とくにタンパク質を積極的に摂るべきであると判明しています。

タンパク質の摂取は、筋肉量や歩行速度、下肢機能の維持と密接に関係しているので、食事でしっかりタンパク質を摂取していないと、しばしばサルコペニアやロコモへと向かい、要介護のリスクを高めてしまいます。高齢になると、筋肉のタンパク質を作りだす力が弱まってくるためです。

詳しくは第4章で述べますが、健康寿命を延ばして人生を楽しく過ごすには、年齢とともに食事で注意すべきポイントを変えていかなくてはいけません。

つまり「メタボ対策からロコモ予防へ」と重点を切り替えていくべきです。目安としては60代まではメタボ対策、70代以降はロコモ予防と考えましょう。

第3章

尿もれはこうすれば防げる！治せる！

1

「尿もれ・頻尿」など尿トラブルは医師にもっとも相談しにくい症状

きちんと医師に診てもらうべき病気

中高年の女性にとって、筋力の衰えによって起こる切実な悩みは、尿もれや頻尿《ひんにょう》、残尿感などでしょう。そのほかにも「突然、がまんできない尿意が起こる」「トイレが近くて何度も行ってしまう」「夜、寝た後も何度もトイレに立ってしまう」などと、尿にまつわるトラブルを抱えた人が実は非常に多いのです。

尿もれについて、２０１４年から２０１５年にかけて、日本臨床内科医会で約４４００

人を対象とする調査を実施した結果、50代は45・5％、およそ2人に1人に尿もれの経験がありました。年齢とともに比率は上がり、70歳以降では50％を超えています。ありふれた症状なのですが、他人にはなかなか言えない悩みです。

「尿失禁は医師にもっとも相談しにくい」という調査報告がありました。

膀胱《ぼうこう》炎や頻尿、排尿困難などさまざまな尿トラブルがある中で、女性の「相談しにくい」という回答が39・1％と、もっとも高かったのが尿失禁・尿もれだったのです。

50歳以上の女性の2大疾患が骨粗しょう症と尿もれであり、「もっとも気づかれにくいのが骨粗しょう症、もっとも受診しにくいのが尿もれ」と言われるほど。そのくらい尿もれで困っていても、なかなか医師にかからない。何かほかの病気で通院しているときに相談して診てもらっているのが実態のようです。

外出時はいつも「もれるのではないか」と不安を感じていることになるので、友人に会うために出かけるのを控えたり、団体行動を避けたりと、自分で行動を制限してしまう人が少なくありません。

それだけに尿トラブルの精神的な苦痛は大きく、イライラしたり落ち込んだり、仕事や家事に支障をきたす人もいます。生活の質を下げてしまう症状にもかかわらず、医療機関にかかっている人が少ないのが現状です。

しかし、頻尿・尿失禁といった尿トラブルは、きちんと医師に診てもらうべき病気です。この点をまずご理解いただきたいと思います。

たしかに尿トラブルは生命に関わるような病気ではありません。それだけにがまんしてしまうことが多いのですが、受診することで改善が可能です。心身ともに健康を取り戻して生活を楽しみましょう！

あなたの尿もれはどちらのタイプでしょう？

尿もれは「腹圧性尿失禁」と「切迫性尿失禁」という2つのタイプに大別されます。あなたのタイプはどちらに近いでしょう？

咳《せき》やくしゃみをしたとき、大声で笑ったとき、重い荷物を持ったときなど、お腹に力が入ったときにちょっぴりもれてしまうのが「腹圧性尿失禁」です。

腹圧性尿失禁は、骨盤底筋という骨盤の奥底にある筋肉が緩んできたことから、尿道を

各尿失禁の割合

女性に認められる尿失禁の約半数が腹圧性、
3割が混合性、2割が切迫性であると考えられている。

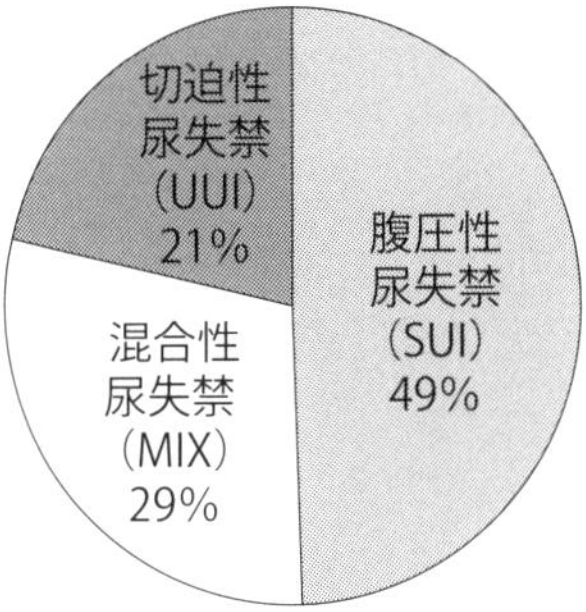

日本排尿機能学会女性下部尿路症状診療ガイドライン作成委員会編：“3. 疫学とQOL”
女性下部尿路症状診療ガイドライン第1版
リッチヒルメディカル株式会社：23, 2013［L20150218005］より作図

締める力が弱まって尿もれが起こります。中高年の女性に尿もれが多いのは、加齢にともない筋力が低下したことに加え、出産が原因となって骨盤底筋を痛めやすいため。

普通分娩した人は帝王切開で出産した人よりも尿もれを経験する人が多いことも、それを裏付けています。

もうひとつの「切迫性尿失禁」は、膀胱が自分の意志とは関係なく収縮してしまうために起こるもの。その原因などは後ほど説明しましょう。

尿もれは、大きくこの2タイプに分けられますが、両方の要因がある「混合性尿失禁」というケースもあります。比率

としては腹圧性が5、切迫性が2、混合性が3の割合です。つまり、尿もれを訴える方のおよそ8割は、なんらかの形で骨盤底筋の筋力が衰えてきたことが関係しています。

したがって骨盤底筋をトレーニングすることで、多くの尿もれは改善します（切迫性尿失禁の場合は薬があります）。

ではなぜ、そんなに骨盤底筋が緩んだり衰えたりしやすいのでしょうか？　実は、これには私たち人間が進化の結果たどりついた、人体構造上の理由があるのです。

2　加齢などが原因で筋肉が緩んでもれる「腹圧性尿失禁」

骨盤底筋が緩むのは〝人類の宿命〟だった

私たち人類の大きな特徴が直立二足歩行です。

そのため、ほかの動物にはない体の構造をしています。ペットの犬や猫をはじめ四足歩行の動物は、立ったときにお腹は地面に向いています。お腹に入っている臓器は、重力の方向（真下）に下がろうとするので、腹筋で包むようにして背骨で吊り上げる構造です。

人間の場合ではどうでしょう。直立するとお腹の底は骨盤になるので、膀胱や子宮、直腸といった臓器はすべて骨盤に向かって下がろうとします。骨盤は、次ページの図のよう

骨盤と骨盤底筋

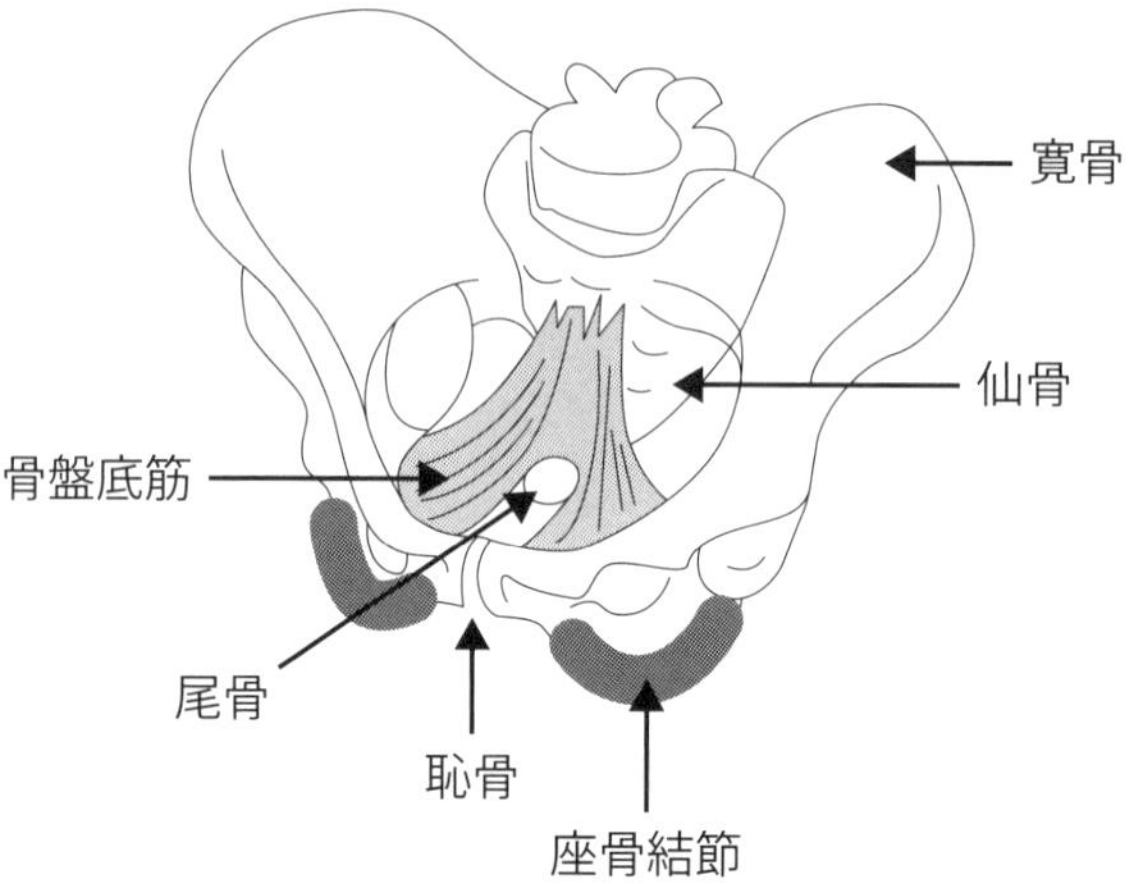

に臓器を受け止める容器のような形をしていますが、上から見ると真ん中に大きな穴があいていますね。進化によって、生まれてくる赤ちゃんの頭が大きくなったので、骨盤の穴が巨大化したわけです。

骨盤底筋は、この穴から臓器がずり落ちないよう、底の役目を果たしています。肛門挙筋、会陰横筋など、いくつもの筋肉から構成されており骨盤底筋群とも総称されます。

正常な状態では、ぴんと張ったハンモックのようになって、尿道や膣、肛門を囲むようにして臓器が下がらないように支えています。

ところが緩んでくると真ん中が凹んでロート状になってきます。横から見たときT字だったのがY字になってしまうこともあります。そうなると膀胱や尿道がぐらぐらと不安定になってきて、位置が下がってきたり、後ろ側に倒れ込んだりします。結果、膀胱の出口が開きやすくなり、尿道を締め付ける力も十分に働かなくなってしまう。

そんな状態でくしゃみをしたり、重いものを持ち上げたりして腹圧がかかると、膀胱が圧迫されて尿がもれ出てしまうわけです。

これは直立二足歩行をするようになった〝人類の宿命〟と言えそうです。

治療法の第一選択「骨盤底筋体操」

腹圧性尿失禁による尿もれは、骨盤底筋を鍛えることで改善できます。

専門医のガイドラインでも腹圧性尿失禁の治療法として第一選択、推奨グレードAとされているのが、この「骨盤底筋体操」です。

肛門や膣を締めたり緩めたりすることで、尿道括約《かつやく》筋や骨盤底筋を鍛えるものです。最初は力の入れ方がよくわからないかもしれません。日ごろ意識して動かすことがなくて筋

骨盤底筋体操

- 膣や肛門の筋肉を10秒ほど引き締め、緩めて約30秒リラックスする
- 「締める、緩める」の繰り返し。
  10回で1セットとし、1日5セット行う
- 毎日継続することが大切！

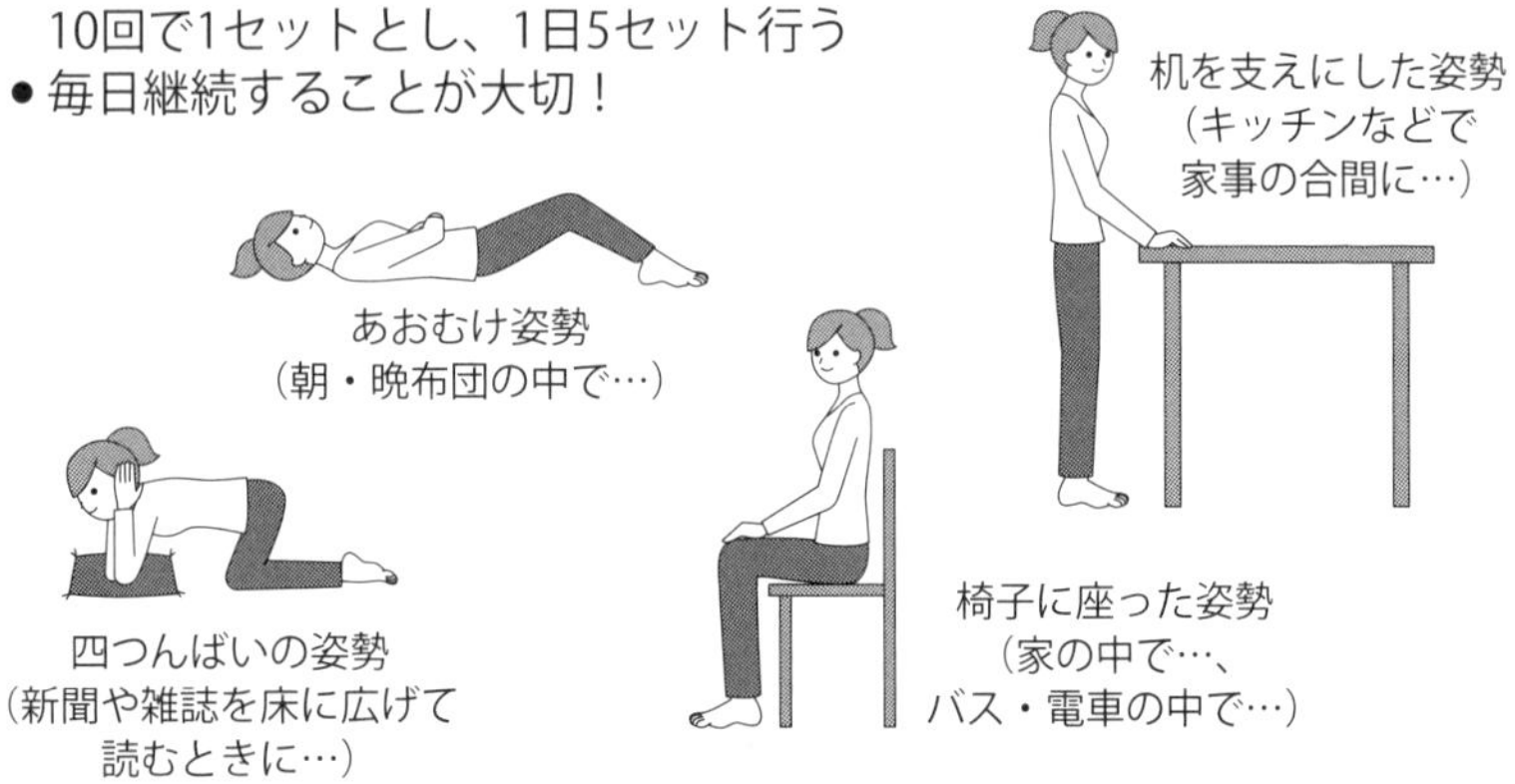

力が落ちたのですから無理もないのですが。

お風呂に入っているとき、肛門に指を軽く当てて、おならを止めるような要領で肛門をぎゅっと締めてみましょう。肛門が締まって引き上げられるような感覚があれば、正しく筋肉を動かせています。

あるいはトイレで排尿しているとき、途中で止めてみてください。完全には止められなくても、勢いが弱くなっていれば大丈夫、その感覚です（ただし、排尿のたびに途中で止めるのはやめましょう。正しい排尿ができなくなることがあります）。

上の図では基本的な「骨盤底筋体操」を紹介しています。全身の力を抜いてリラッ

クスした状態で、肛門と膣、尿道を10秒間ぎゅっと締めましょう。約30秒リラックスしたらまた10秒間締めます。

これを10回1セットとして、1日5セット行います。

朝起きたときと夜寝る前は、布団の中で行いましょう。仰向けの姿勢以外にも、椅子にすわった姿勢や、机を支えに立った姿勢でも結構です。家でも仕事場でも、通勤電車の中でも場所を選ばずできるので生活習慣にして実践しましょう。

最初は5秒締めるのも難しく感じるかもしれませんが、諦めず繰り返しましょう。慣れるまでそれほど時間はかかりません。

2か月以上続けることで効果が出てきます。毎日続けていると3か月後には7割の人が症状が改善しているというデータがあります。「もれるかもしれない」という不安から解放されて、何ごとにも前向きに取り組む気持ちになれるという声も多いので、頑張ってみる甲斐があるのではないでしょうか。

骨盤底筋を鍛えると、尿もれだけでなく便秘や冷えの症状を改善する効果も期待できます。体質改善して健康維持に役立ててください。

肥満も「尿もれ」の原因になる

肥満は腹圧性尿失禁の原因のひとつです。もし、尿もれに悩んでいるあなたが肥満しているなら、肥満解消をおすすめします。

これには信頼度の高いエビデンス（証拠）があります。カリフォルニア大学の研究者たちが、肥満女性に食事と運動療法で減量を行ったＲＣＴ（比較対照群との厳密で客観度の高い試験方法）によると、減量をしなかったグループに比べて有意に体重が減少（８・０％対１・６％）し、６か月後には尿失禁回数は有意に減少（47％対28％）していました。

また、５〜10％以上体重が減少したグループでは、それ以下の減少や増えてしまった例より、有意に尿失禁回数が減少、70％以上の改善例も有意に多かったのです。

また体重増加、ＢＭＩと尿失禁との関係についてはたくさんの学術論文があり、肥満が腹圧性尿失禁だけでなく、この後で説明する切迫性尿失禁や過活動膀胱にも関係していることが報告されています。

たとえば、肥満女性に食事療法６か月を行ったグループでは、そうではないグループとの間に有意な尿失禁（腹圧性、切迫性）の減少（60％対15％）が見られたという研究報告もあります。

いずれも減量と尿失禁との関係の有無を調べる研究なので、骨盤底筋体操は含まれていませんが、体重を減らせば尿失禁が改善していることは明らかです。肥満解消に加えて骨盤底筋体操を行えば、さらに好結果が期待できるでしょう。

女性はお腹まわりに皮下脂肪がたまるタイプのりんご型肥満が多いのですが、脂肪によって腹腔内の圧力が高くなり、骨盤内で膀胱や子宮、直腸が圧迫されてしまうので腹圧性尿失禁を起こしやすくなります。

いまは尿もれの症状がなくても、もしあなたがぽっちゃりタイプなら、筋力が弱ってくると腹圧性尿失禁のリスクが高くなると思わなくてはいけません。メタボ予防として食事と運動に気を配るときにぜひ、骨盤底筋体操も加えてください。

予防にも治療にも骨盤底筋体操

「私は尿もれしないし、太ってもいないから関係ない」とは思わないでください。いま、症状がないのなら、その状態をずっと維持したいでしょう。

将来、メタボやロコモにならないように生活習慣に気をつけるのと同じように、尿もれ予防のために骨盤底筋体操を習慣化することが大切です。

筋肉を分類するとき「アウターマッスル」「インナーマッスル」という分け方がありま す。ジャケットやコートのような外側に着る服のことを「アウター」と呼びますが、体の表層部にあるのがアウターマッスル。手足を動かしたりする筋肉です。

これに対して肌着が「インナー」と呼ばれるように、体の深層部にある筋肉がインナーマッスルです。体の奥底にあって姿勢を整えたり関節の位置を保ったりしています。

ファッションに関心の高い人は、外から見える部分だけでなく肌着にも気を使っているように、筋肉の大切さを知っている人や筋トレに関心のある人は、インナーマッスルの存在や重要性を意識していることと思います。ただ筋肉の場合、ほとんどの人が無頓着《むとんちゃく》で意識していないのが残念です。

骨盤底筋もこのインナーマッスル。インナーマッスルも、手足の筋肉などのアウターマッスルと同じ骨格筋ですから、鍛えれば筋力はアップするし何もしなければ衰えます。こうした筋肉の性質を知っている人でも、日ごろから骨盤底筋のことを意識している人はまずいないでしょう。

それだけに、加齢するまま放置され衰えてきて、尿もれして初めて気づくことになりやすいのです。しかし意識して動かすことで鍛えることが可能です。骨盤底筋体操によって〝若返る〟と言っていいでしょう。

この骨盤底筋体操は尿もれを未然に防ぐためにおすすめしたい方法です。

3 過活動膀胱から起こる「切迫性尿失禁」というケースも

切迫性尿失禁と過活動膀胱

尿もれには、もうひとつ別な「切迫性尿失禁」というタイプがあります。

「急に強い尿意を感じて、トイレに間に合わなくてもれてしまう」「お腹に力を入れていないのにもれる」という方は、この切迫性尿失禁かもしれません。

これは膀胱が自分の意に反して収縮する「過活動膀胱」という病気が原因と考えられます。過活動膀胱の原因は、排尿筋が必要以上に働いてしまうなどの理由で、尿をためる膀胱の機能がうまく果たせなくなることで起こります。

その原因として①「神経によるもの（神経因性）」と②「神経以外によるもの（非神経因性）」に大別されています。

私たちの体をコントロールしている神経には、センサーでキャッチした情報を脳に伝える求心性神経と、脳からの指令を筋肉に伝える遠心性神経があります。つまり、「おしっこがたまってきた。トイレに行きたい！」という尿意を伝えるのが求心性神経、排尿のために膀胱を収縮させるのが遠心性神経です。

過活動膀胱は、この求心性神経と遠心性神経の活性に異常をきたすことで発生すると考えられています。ではなぜ、そんな異常が起こるのでしょう。

脳梗塞《のうこうそく》のような脳血管障害、脊髄《せきずい》の障害などの後遺症で神経回路が障害されていることがまず考えられますが、多くの人は該当しません。

②の非神経因性は、骨盤底筋の緩みや損傷で起こるものとされています。ただし、検査をしても異常がなく原因が特定できないという人が、実際のところ過活動膀胱ではもっとも多いのです。

過活動膀胱かどうかチェックしてみよう

過活動膀胱は尿意切迫感（急にもよおしてがまんできないような強い尿意）と頻尿によって診断されます。切迫性尿失禁は必須ではないのですが、過活動膀胱で受診している、もしくは受診経験のある50歳以上の女性では、92・5％が切迫性尿失禁があったというデータもあります。

現実に多くの人が切迫性尿失禁で悩んでいるのです。

過活動膀胱はさまざまな「尿トラブル」を主症状としています。みなさんも左ページのテストで過活動膀胱かどうかチェックしてみてください。

日本排尿機能学会の調査によると、過活動膀胱の有病率は40歳以上で12・4％でした。これを人口にあてはめると、国内の過活動膀胱の患者数は８１０万人となります。

男女ともに加齢とともに有病率は上がり、70代では４人に１人、80代では３人に１人の割合で過活動膀胱でした。

「年を取るとトイレが近くなって困る」という方が多いのは過活動膀胱が増えてくるため

過活動膀胱（OAB）の評価ツール

過活動膀胱症状質問票（OABSS）は、OABの診断や重症度の診断に使われる問診票。

質問3の点が2点以上、かつ全体の合計点が3点以上であれば、OABが強く疑われる。

質問	症状	点数	頻度
1	朝起きた時から寝る時までに、何回くらい尿をしましたか	0	7回以下
		1	8〜14回
		2	15回以上
2	夜寝てから朝起きるまでに、何回くらい尿をするために起きましたか	0	0回
		1	1回
		2	2回
		3	3回以上
3	急に尿がしたくなり、我慢が難しいことがありましたか	0	なし
		1	週に1回より少ない
		2	週に1回以上
		3	1日1回くらい
		4	1日2〜4回
		5	1日5回以上
4	急に尿がしたくなり、我慢できずに尿をもらすことがありましたか	0	なし
		1	週に1回より少ない
		2	週に1回以上
		3	1日1回くらい
		4	1日2〜4回
		5	1日5回以上
合計点数			点

本間 之夫：“1. 診断” 過活動膀胱診療ガイドライン改訂ダイジェスト版
ブラックウェルパブリッシング株式会社：1, 2008［L20101116001］より

です。トイレが近くて何度も行きたくなるのが「頻尿」です。こちらも主な原因が過活動膀胱です。頻尿とは、日中は8回以上、夜間は2回以上と回数定義されていますが、本人が困っていなければ問題ありません。

加齢とともに夜間のトイレが増える理由

以下は正常な排尿の目安を示したものです。中高年の場合、次のような状態であれば正常な排尿と言えるでしょう。

- 1回あたりの時間はおおむね30秒以内
- 1日の排尿回数が7回以下
- 昼間は3〜4時間に1回、夜間1回以下
- 1回の排尿量は250ml以下
- 1日の排尿量は1500ml以下
- 残尿感がない
- 排尿後、すぐにまたトイレに行きたくなったりしない

●尿意を感じてもある程度がまんできる

テレビドラマを見ていてトイレに行きたくなったとき、ＣＭまでがまんしてトイレで排尿できるような、自分の意志でコントロールできるかどうかがポイントです。

夜間（就寝から起床までの間）は抗利尿ホルモンが働いて、尿が濃くなって量が減り、排尿回数を抑えます。しっかり睡眠ができるようにする体の仕組みです。

加齢とともにこのホルモンの分泌が低下したり、腎臓機能が低下したりといった理由で尿の量が増えるため、トイレに起きる回数も増加するのです。夜間に１回以下が理想ですが、２度、３度と起きてもその後またぐっすり眠れれば問題ありません。

案外、知られていないことですが、寝る前の運動は夜間頻尿の軽減、解消につながります。つまり、ふくらはぎにたまっている血液を心臓に戻し、夜間尿を減量することになるのです。

切迫性尿失禁は薬で治すのが基本

115ページのテストの結果はいかがだったでしょうか?

過活動膀胱かどうかは質問③と合計点数で、さらに重症度を合計点数から判定します。質問③の点数が2点以上で、かつ合計点数が3点以上の場合、過活動膀胱の可能性が高い。合計点数が5点以下なら軽症、6~11点なら中等症、12点以上の人は重症です。

過活動膀胱という判定になった人は、早めに医師にかかりましょう。

治療は基本的に薬を服用します。薬によって尿もれの症状が抑えられ、「外出ができるようになりました」と喜ばれることがしばしばあります。薬物療法に加えて骨盤底筋体操、膀胱に尿をためるトレーニング、生活指導なども行って症状を改善していくのです。

過活動膀胱の人は膀胱が緊張して収縮している状態ですから、これを緩める作用のある薬を使います。収縮して固くなっている膀胱を柔らかくしてやることで、容量を増やすのです。主に抗コリン薬、β3アドレナリン受容体作動薬という2種類の薬があり、患者さんに合わせて処方します。

抗コリン薬は、膀胱の筋肉を収縮させているアセチルコリンという神経伝達物質の働きをブロックして、膀胱の過剰収縮を抑えます。膀胱の緊張を緩め、頻尿や尿意切迫感も和らげるので、尿をたくさんためられるようになります。

ベシケア、ポラキス、バップフォー、デトルシトール、トビエースなどがよく使われる抗コリン薬です。抗コリン薬の副作用として唾液が出にくくなるので口渇になったり、膀胱とともに腸の働きも抑えてしまうので便秘になることがあります。こうした場合は遠慮せずに医師に相談してください。また抗コリン薬は白内障の手術を受けていない人や一部の特殊な重症例の緑内障の人には使えません。しかし、ほとんどの緑内障の症例は問題がありませんが、緑内障の人は必ず医師に伝えましょう。

β3アドレナリン受容体作動薬は、膀胱の筋肉に働きかけて膀胱を緩ませる薬です。抗コリン薬が収縮を抑えるのに対して、膀胱を弛緩《しかん》させて容量を大きくして蓄尿機能を高めます。ベニタス、ベオーバという製品名の薬が使われています。

副作用は少ないのですが、まれに心拍数や血圧が上がる場合があります。異常を感じたらきちんと医師に伝えましょう。

抗コリン薬、β3アドレナリン受容体作動薬とも安全性の高い薬ですが、作用が強すぎたときに、膀胱が収縮せず尿がほとんど出なくなってしまう「尿閉」という状態になることもあります。その場合はすぐに薬の服用を止めて受診してください。

水分の摂りすぎ、摂らなさすぎに注意

薬での治療と並行して、膀胱訓練や骨盤底筋体操も行われます。

膀胱訓練とは、尿意を覚えたときにトイレに行くのをがまんして、膀胱にたくさん尿をためられるよう訓練するものです。ときどき「体に悪いのではありませんか?」と心配される人がいますが、長時間排尿しないわけではないので、体に悪影響はありません。

はじめは1日数回、5分くらいがまんします。1週間続けて成功したら、がまんする時間を10分、15分と伸ばしていきます。排尿の間隔が2~3時間になり、1回の排尿量が200~400mlになるよう頑張りましょう。

もともと私たちの体の仕組みは、尿意を感じてからしばらくはがまんできるようにできています。尿もれを心配するあまり、少ししか膀胱にたまっていないのに早め早めにトイ

レに行くクセがついてしまうと、膀胱が知覚過敏になり、わずかの尿に過剰反応を起こすので、これをトレーニングで元に戻すのです。

骨盤底筋体操は、切迫性尿失禁でも有効です。腹圧性尿失禁の場合と同様に、毎日続けて習慣化することが大切です。

頻尿や尿もれのある人が水分を摂りすぎると、症状が悪化するので「飲水コントロール」もします。多すぎても少なすぎてもよくありません。尿量を計って適切な範囲に収まるよう、水分の摂取を調節するのです。

「血液をサラサラにするためにも、水はたくさん飲んだほうがいいんじゃないの？」と思う方もいるかもしれませんね。たしかに脱水状態にならないよう注意しなくてはいけませんが、のどが渇いていないときに必要以上に水を飲んでもすぐに尿になって出てしまいます。だから、ふだん以上に血液サラサラになるわけではありません。

その反対に、頻尿や尿もれが心配で、水分摂取を極端に減らしてしまう人がいますが、これもよくありません。

「飲水コントロール」は、どのくらいの水分を摂っているかを把握して管理するものです。

1日あたりの水分摂取量は3度の食事＋お茶や水の量から1000mlとされています。とはいえ、水分不足から便秘になると症状を悪化させてしまいますし、暑い夏は熱中症予防のためにもっと必要になります。減らしすぎると腎臓機能の低下を招いたりすることもあります。医師に水分摂取をすすめられている人もいるでしょう。「飲水コントロール」は医師の指導の下で行いましょう。

重症の腹圧性尿失禁は手術で治療

説明してきたように、「尿もれ」といってもひとくくりにはできません。種類や程度により、さまざまな治療法があります。

閉経期を過ぎるころからは、腹圧性尿失禁と切迫性尿失禁の両方の要素を持つ混合性尿失禁の人が増えてきます。混合性尿失禁の場合、強い症状が出ているほうに合わせて治療が行われます。診察の際は、どんな症状がどの程度あって、いちばん困っているのはどの症状か、きちんと医師に伝えましょう。

「たまにがまんできないほどの尿意を感じることもあるけれども、笑っただけでもれてしまうのが困る」という方なら腹圧性尿失禁の治療を、「急に激しい尿意に襲われて、トイレが間に合わない」という方なら切迫性尿失禁の治療が中心になります。

まずはどちらのタイプにも有効な骨盤底筋体操で改善を図りますが、切迫性尿失禁の症状が強い人には薬による治療も行います。

腹圧性尿失禁の改善として、骨盤底筋体操と減量について紹介しましたが、重症でこうした方法では改善しない場合、手術という選択肢もあります。

現在、主流になっているのは「ＴＶＴ手術」と「ＴＯＴ手術」です。どちらもポリプロピレンメッシュのテープを尿道の後ろ側に通して、ぐらつく尿道を支えるものです。腹圧がかかったときも、尿道が開かないようにテープが支えて尿失禁を防ぎます。

どちらも健康保険が適用され、所要時間は30分ほど。局所麻酔で膣壁と内腿の付け根を小さく切開して行います。開腹の必要はありません。

先に開発されたのはＴＶＴ手術で、日本では１９９９年から行われており、それまでの手術法に取って代わった優れた手術法です。ＴＯＴ手術はさらに安全性を強化したもので、テープの通過経路が異なります。２０１２年から保険適用になり、今後は急速に普及するものと考えられます。

生活の質が糖尿病に匹敵するくらい低下する

尿もれの経験のない人は、「手術までして治さなくてはいけない病気なの？」と思われたかもしれません。

しかし、こうした症状は、周囲の人が想像する以上に患者さん本人はつらいものです。トイレが不安だからと外出を避けたり、もらしてしまう自分が情けなくなって自己肯定感が持てなくなったりするのです。

過活動膀胱の患者さんは、糖尿病の患者さんに匹敵するくらい生活の質が低下していると感じているというデータもあります。糖尿病は、生涯にわたって厳しい自己管理が必要な病気ですが、それに匹敵するというのですから大変です。

左ページのグラフは、科学的な信頼性の高い尺度でＱＯＬ（生活の質）を測定し、比較できるＳＦ－36という尺度によるもので、下にいくほど生活の質が低いことを示していま

過活動膀胱（OAB）の患者さんでは、糖尿病の患者さんに匹敵するQOLの低下がみられる

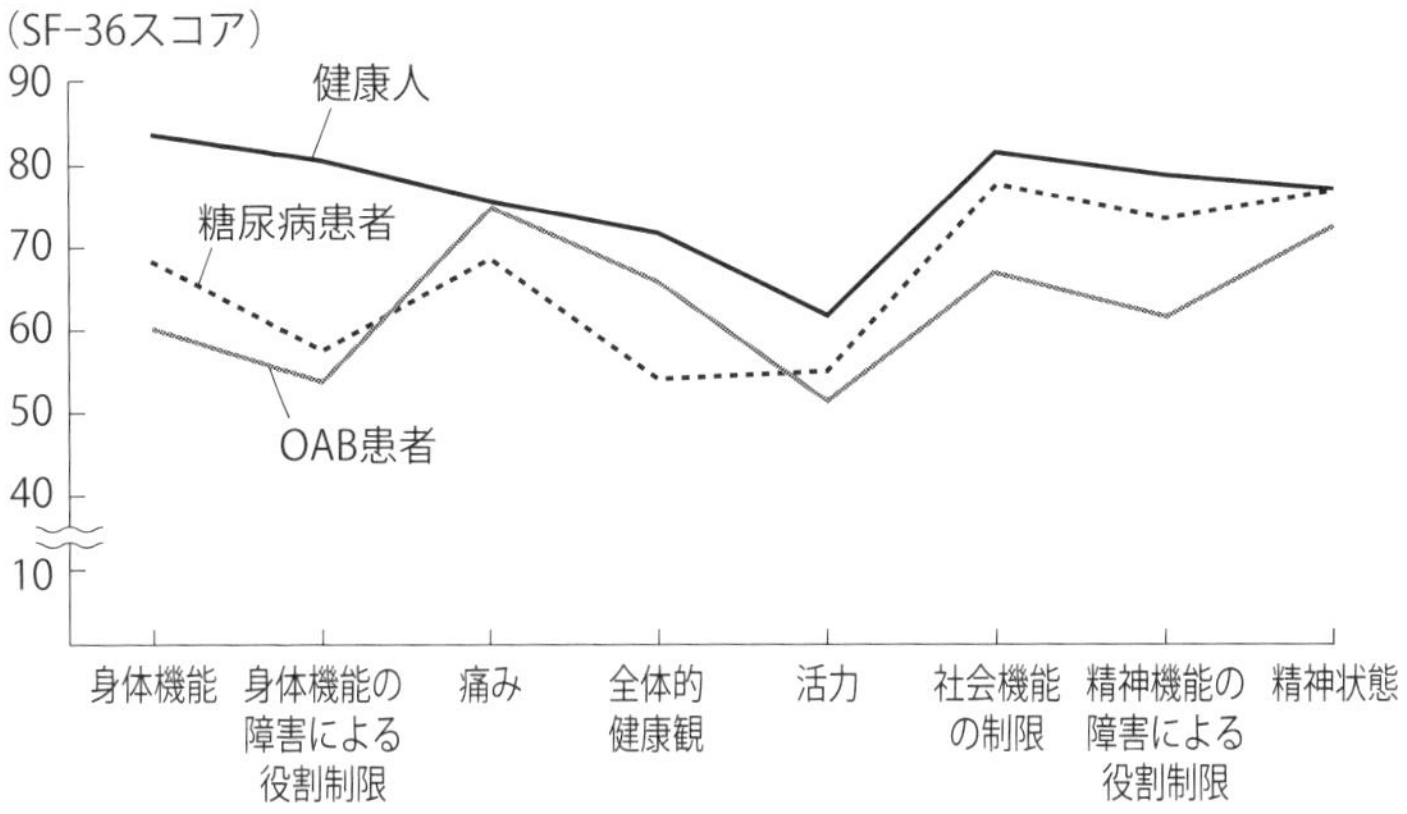

日本排尿機能学会 過活動膀胱診療ガイドライン作成委員会 編：“1.基礎知識の解説”
過活動膀胱診療ガイドライン第1版
ブラックウェルパブリッシング株式会社：2, 2005［L20060214005］より

す。これによると、過活動膀胱の患者さんは「痛み」こそないものの、「身体機能の障害による役割制限」「活力」「社会的機能の制限」「精神機能の障害による役割制限」「精神状態」では糖尿病の患者さんよりもＱＯＬが低いと感じていることがわかります。

日本では以前、こうした尿トラブルは「排尿障害」と呼ばれてきましたが、およそ20年前から「下部尿路機能障害」と呼ばれるようになりました。排尿だけではなく、膀胱に尿をためる機能も含めて、尿の排泄に

かかわる障害として捉えた総称です。

中高年の生活の質を大きく低下させてしまう病気であり、急速に高齢社会が進んでいく現代、放置できないものになっています。というのは、下部尿路機能障害を放っておくと、どんどん悪くなって要介護へとつながっていくからです。

おむつになると尊厳が保てない

最近、骨粗しょう症は要介護に直結する病気として、かなり知られるようになってきました。転んだときに大腿骨《だいたいこつ》が折れて歩けなくなったり、背骨が折れて寝たきりになったりするため、重大な疾患として理解されてきたわけです。

一方、尿もれなど下部尿路機能障害は、生命に直接影響しないこともあって、そこまで重大な疾患だと思われていないようです。

しかしそれは違います。放っておくと、消極的になって外出しなくなる。これで大きく衰えてしまいます。活動量が減って筋肉や骨も弱ってくる。そうなると前章で説明したようなフレイルへと、まっしぐらに進んでしまうのです。

フレイルには身体的フレイル、精神・心理的フレイル、社会的フレイルの3つがありますが、下部尿路機能障害で悩みながらも放置しているのは、少なくとも精神・心理的フレイル、社会的フレイルの段階、プレフレイルからフレイルへと進みつつある状態と言ってよさそうです。

自分でトイレに行けなくなっておむつを使うようになると、急速に認知症の症状が出てきたり、さらに悪くなったりします。これは介護施設で働く人にはよく知られた話です。排泄が自分でできてこそ、人間としての誇り、尊厳が保たれるのでしょう。

おむつになると尊厳が保てなくなるから、鈍感になることで自分自身を守っているように思えます。認知する力が衰えていれば、恥ずかしさからも逃れられます。人間にとって排泄に関わる機能は、そのくらい重大です。

女性の場合、40代あたりから頻尿や尿もれの始まる人が多いのですが、この時期はエストロゲン（女性ホルモン）の減少で体の状態が大きく変化します。ご存知の更年期ですね。その際、のぼせ、ほてり、発汗、抑うつ、不眠など更年期障害を訴える人もいます。

ただ、更年期障害は数年たったら治まりますが、頻尿や尿もれは治まりません。年齢とともにだんだん悪くなっていきます。言い出しづらい、受診しづらいからと放っておいては将来の要介護が近づいてしまいます。早め早めに対処していくことで、少しでも健康寿命を長く保っていただきたいと思います。

4 ―― ライフステージを知って女性の健康寿命を延ばそう

女性には5つのライフステージがある

高齢期の健康寿命を考えるためにも、あらためて女性のライフステージについて考えてみましょう。

女性のライフステージは以下に説明するように「幼・少女期」「思春期」「性成熟期」「更年期」「高齢期」の5つに分けられますが、それを定めているのが女性ホルモンです。女性の一生は女性ホルモンに支配されている――そう言っても過言ではありません。

●ライフステージ1　幼・少女期

2～3歳の幼いころから、ごく微量ですが女性ホルモンの分泌が始まり、体つきは男女の違いはまだ明確ではないものの、気性や遊び方など女の子らしさが現れてきます。8歳くらいまでは成長ホルモンの影響を受けて、身長や体重などの成長著しい時期ですが、子宮や卵巣など内性器の成長は止まったまま、女性らしさはまだ冬眠中。「幼・少女期」はそんな時期です。

●ライフステージ2　思春期

女性の場合、10～18歳くらいが思春期です。性腺刺激ホルモンの分泌が急増して卵巣を刺激し、女性ホルモンが分泌されるようになるので、少女から大人の女性へと体は劇的に変化します。女性ホルモンと成長ホルモンの相乗効果で、身長は大きく伸び、乳房も膨らんできます。やがて初経（初潮の医学用語です）を迎えると、身長の伸びは止まり、皮下脂肪が増えて体が丸みをおびてきます。女性ホルモンの中でも、とくにエストロゲンには、骨端線を閉鎖させ、骨を硬くして大人の骨へと成長させるので身長の伸びを止める働きもあるためです。

●ライフステージ３　性成熟期

女性ホルモンが高いレベルで安定する20～45歳くらいを指して、「性成熟期」と呼ばれます。月経周期や排卵がコンスタントに起こり、子宮も十分に成熟して妊娠・出産の体内環境が整っている時期です。肌は潤い、髪もつややかで見た目にも女性らしい美しさに満ちています。

女性ホルモンの作用により、脂質や糖の代謝が促進されて太りにくく、血管もしなやかで骨も丈夫、動脈硬化や心筋梗塞、アルツハイマー病などの発症も抑えられるなど、さまざまな病気から守られた状態にあります。

●ライフステージ４　更年期

女性ホルモンの分泌のピークが過ぎ、減り始めると月経不順になり「更年期」がやってきます。卵巣が役目を終えて、女性ホルモンの分泌が急激に低下、排卵されなくなることで閉経が起こります。更年期とは、閉経をはさんだ前後5年間を指し、個人差はありますがだいたい45～55歳くらいです。

更年期は思春期に匹敵する女性の体の大変動期ですから、心身ともに不調が現れやすくなります。イライラ、疲労感、頭痛、肩こり、腰痛、発汗、めまい、冷えなど、生活に支障をきたすほど強い症状が現れるのが「更年期障害」です。

つらい症状があるときは、がまんせずに医師の診察を受けましょう。更年期の数年間を症状に振り回されて過ごした人と、症状をコントロールしながら上手に過ごした人とでは、人生後半の生活の質に大きな差が出ることがわかっています。

●ライフステージ5　高齢期

加齢に加え、女性ホルモンの分泌がなくなったことから、体のあらゆる部分が退行していく時期です。この年代の女性がとくに注意しなくてはならないのが、「骨粗しょう症」「メタボリックシンドローム（メタボ）」「ロコモティブシンドローム（ロコモ）」です。近年では筋肉が減少してロコモにつながっていく「サルコペニア」と、さらに肥満が合体した「サルコペニア肥満」が危惧されていることは、前章で述べてきたとおりです。

こうした症状や病気は、偏った食生活や運動不足が続くと、もっと早い段階から起こります。「私は40代だからまだ若い」と思っていても、体内環境は高齢期という人は決して

加齢に伴うエストロゲン欠乏による症状と疾患

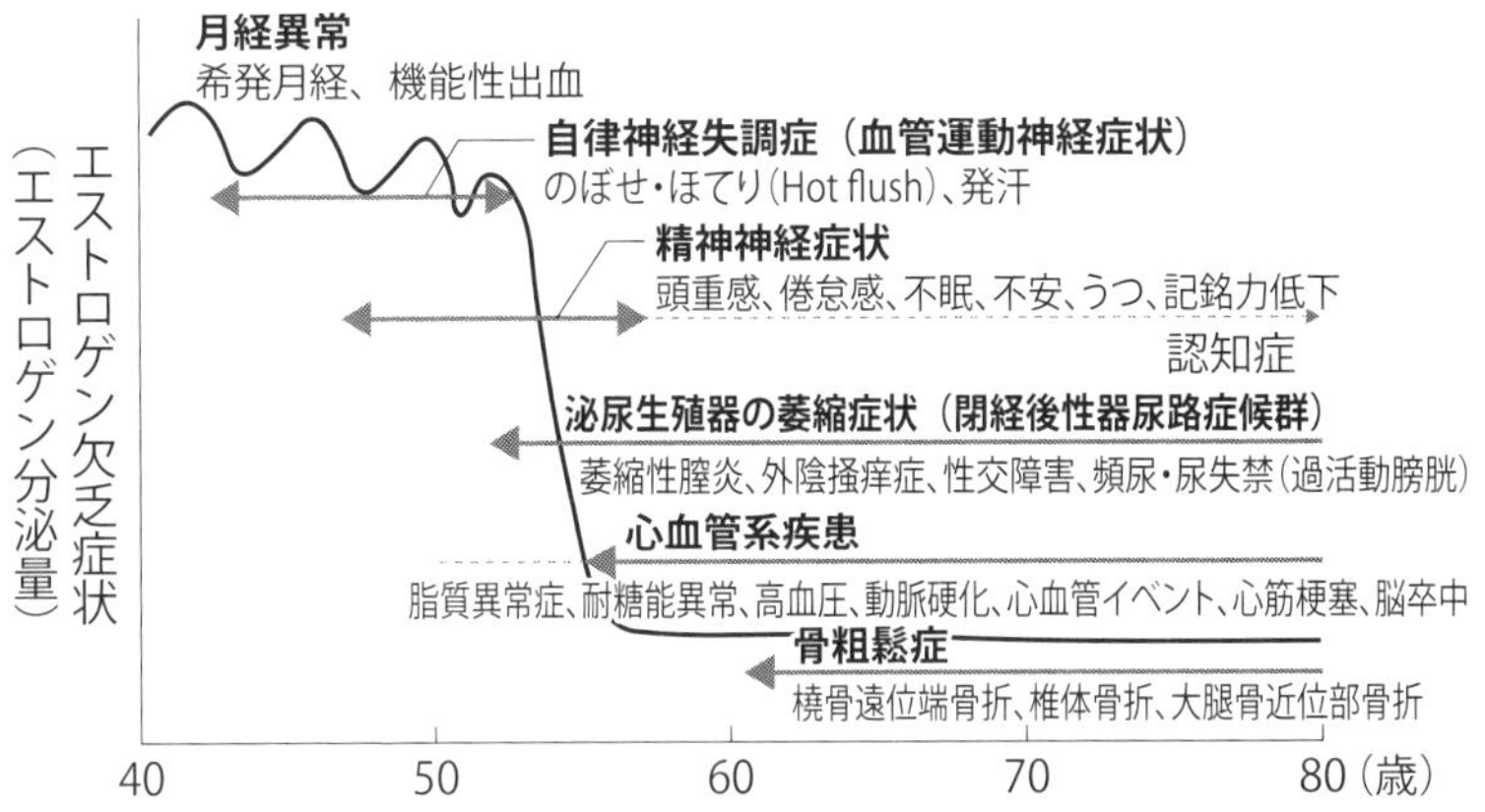

太田博明　作成
日本産科婦人科学会生殖・内分泌委員会. 日産婦誌2000参考

めずらしくありません。

エストロゲン低下による泌尿生殖器の症状

加齢にともなって女性が悩む症状や病気は、年代によって変わってきますが、女性ホルモン（エストロゲン）の分泌低下に起因するものがほとんどです。

上の図をご覧ください。たとえば40代になると、女性ホルモンに守られて健康的に輝いていた性成熟期もそろそろ〝卒業〟です。月経異常やのぼせ・ほてり、発汗といった自律神経症状や、頭重感、倦怠感、不眠、うつなどの精神症状などが現れます。重くなった状態が更年期障害ですね。

50代で多く見られるのが泌尿生殖器の萎縮症状で、萎縮性の膣炎・外陰部掻痒症《そうようしょう》・性交障害、さらに頻尿（過活動膀胱）・尿失禁が増加します。尿もれは、実はここに位置づけられる病気だったのです。

泌尿生殖器の萎縮症状のある女性1万人にアンケートしたところ、性器症状だけある人が28・6％、尿路症状だけある人が27・4％、両方ある人が44％だったという報告もあります。泌尿器と生殖器は臓器としては隣接しており、連動しています。

少し前まで医療の世界では、性器症状と尿路症状は別個に扱われてきましたが、いまはGSM（Genitourinary Syndrome of Menopause＝閉経関連泌尿生殖器症候群）として、エストロゲン低下に起因する泌尿生殖器の萎縮症状として捉えられるようになりました。女性のライフステージにある病気、生活の質を保つために治療していかなければならないものと考えられているのです。

さらに加齢していくと、脂質異常症や高血圧、動脈硬化、心筋梗塞などメタボに起因する心血管疾患、またロコモに起因する転倒と骨粗しょう症性骨折などが増加しますが、これもまたエストロゲンの低下が引き金になっています。

女性は長寿ですが不健康期間が長く、それだけに要介護者の70％を占めています。また健康格差も大きいという問題があります。

20年先、30年先の自分の健康を視野に入れておくことは、なかなか難しいことですが、女性にはライフステージの中でこうした病気が起こる可能性があると知っていれば、自分の体に気を配ろうと思われるのではないでしょうか。

生涯の月経回数は昔の5～10倍!?

１９９８年のデータによると日本女性の閉経年齢の中央値（順番に並べたとき、真ん中の人の年齢）は50・54歳でした。２０１２年には閉経前後の日本人看護師2万４１５２名の解析から、日本人女性の閉経年齢の中央値は、52・1歳と、約１・６歳ほど伸びました。

このように大部分の人は50歳前後で閉経となりますが、閉経の時期には個人差があり、40代前半の人もいれば、50代後半まで月経がある人もいます。

ということは、現代の日本女性は約40年間、約４５０回くらい月経があるわけです。

昭和初期の女性は50〜100回くらいだったとされていますから、生涯の月経回数は5〜10倍にも増えていることになります。これは初経が早くなった（年齢が下がった）ことや、妊娠・出産の回数が減ったためですね。

ただ、月経回数の増加にともなって卵巣の負担が大きくなりました。また、20代後半から子宮内膜症のリスクが高くなるなど、子宮関連の病気が若年化しています。

子宮内膜症とは、子宮の内側にある子宮内膜組織が、卵巣や腹膜など子宮以外の場所にできてしまう病気で、主な症状は月経時の痛みです。鎮痛薬の量がだんだん増えてきたとか、飲んでも痛みが治まらないという人は、この病気が疑われます。

日常生活に支障をきたす場合、医師に相談して必要な治療を受けましょう。日本の女性、とくに若い方は、婦人科の受診率が諸外国に比べてかなり低いことが知られています。若いころから自分の健康状態にもっと関心をもってほしいと切に願っています。

適度な運動と規則正しい生活は尿トラブルを遠ざける

尿もれがあると、外出が億劫になって引きこもりがちになる人が多いようです。しかし、体を動かさなくなると、便秘や肥満、冷え性にもつながり、尿もれの悪化要因になります。気分転換のためにも、軽い運動をしましょう。

手軽にできるウォーキング、ゆっくりした動きでインナーマッスル（110ページ参照）を鍛えるピラティスや太極拳はとくにおすすめです。適度な運動をすると、血行がよくなり基礎代謝もアップします。

体を動かすことは、自律神経にもいい影響を与えます。

自律神経は、私たちが意識しなくても心臓を動かして血液を全身に送ったり、胃腸で食べたものを消化したり、呼吸して肺で酸素と二酸化炭素を交換するといった、生存するための機能を調節しています。

階段を上るときやウォーキングしたときに脈拍が早くなったり、呼吸の回数が増えたりするのも、食事をして胃液が出るのも、暑いときに汗が出てくるのも、みんな自律神経の働きです。

この自律神経には、体を動かしているときや昼間に優位になる「交感神経」と、リラックスしているときや夜に優位になる「副交感神経」の2つの系統があります。

私たちの臓器は、交感神経と副交感神経の両方からコントロールされています。交感神経による興奮を、副交感神経が平常へと引き戻しているのです。

膀胱が緩んだり収縮したりしてうまく排尿できるのは、交感神経と副交感神経がバランスよく働いている証拠です。

この2つのバランスが崩れ、自律神経の働きが乱れた状態が、いわゆる「自律神経失調症」です。交感神経が興奮しっぱなしになるとイライラ、動悸、息切れ、不眠、頭痛などが、副交感神経がダウンした状態になると食欲不振、胃もたれ、便秘、下痢などが起こるのです。当然、排尿にも影響が出てきます。

自律神経の働きが乱れてくる原因は①ストレス、②不規則な生活、③ホルモンの乱れという3つに大別されます。閉経前後にイライラや動悸、発汗などの不定愁訴《ふていしゅうそ》が起こるのは女性ホルモンの急減によってバランスが崩れるためですから、更年期障害も広義の自律神経失調症ということになります。

人間関係や仕事の悩みなど、現代の生活はさまざまなストレス要因に囲まれていると言っていいでしょう。

さらに昼夜逆転した生活、慢性的な寝不足、不規則な食生活など不摂生によって、体の生体リズムは乱れ、自律神経は疲れ果ててバランスが乱れてしまうのです。

気持ちのよい排尿も、自律神経を健全に保ってこそ。適度な運動は自律神経の調子を整えるためにとても効果的です。

ストレスをため込まないようにするとともに、規則正しい生活することは、尿トラブルを遠ざけるためにも大切です。

筋肉を増やして冷え性を改善

尿もれや頻尿は、体の冷えで起こりやすくなります。暖かい下着をつけたり、靴下を履くなどして、下半身を冷やさない工夫をしましょう。

男性に比べて女性に冷え性の人が多い理由のひとつに、筋肉量が少ないことが挙げられます。私たちの体のどこで体温を作っているかといえば、まず筋肉、そして肝臓をはじめとする内臓です。したがって筋肉を大きくすると、作り出される熱量も増加します。小型ストーブを中型に、さらに大型にするようなものです。

内臓は大きくできませんが、筋肉は筋トレで増大できます。冷え症を改善したい人は筋トレをして体温を作り出す熱量を増やしましょう。それにはお尻・太もも・背中・お腹などの大きな筋肉を鍛えるのが効率的です。

食事では意識してタンパク質を摂りましょう。筋肉を増やすために必要な上、タンパク質は代謝の過程で、運動とは関係なく熱が発生するためです。とくに活動量の少ない女性や高齢者は、タンパク質を十分に摂ると熱が発生しやすくなります。

また、血液の循環が悪いことも冷え性の原因になります。これは運動不足の人に多いケースです。筋肉には血液の循環を促進するポンプの作用がありますが、日ごろあまり運動しない人の場合は、筋肉はあっても働いていない開店休業のような状態になっています。

血液循環が悪いと、栄養や酸素も末端まで行き届かないので代謝量も下がる、つまり体

ふくらはぎの筋肉

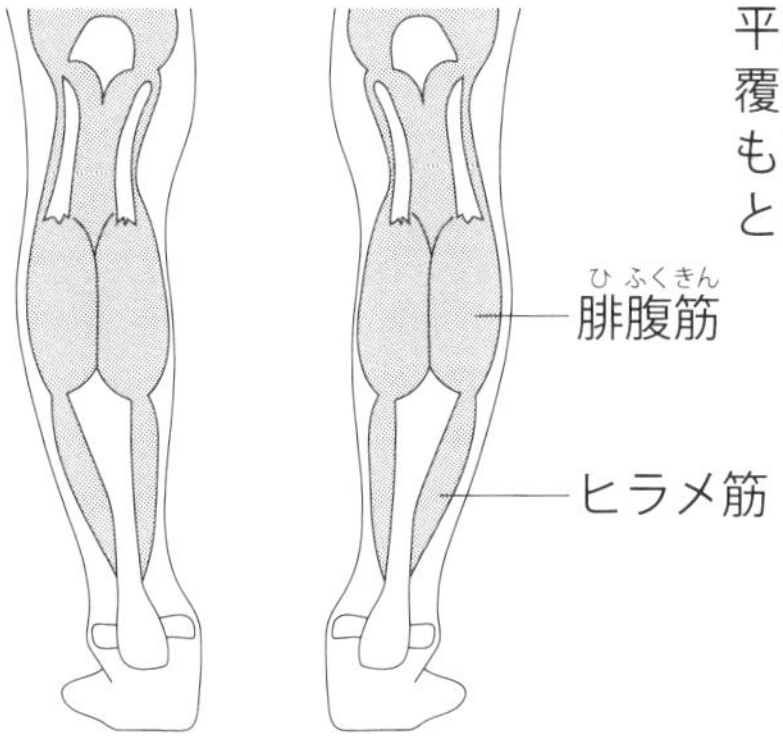

平たいヒラメ筋を腓腹筋が覆っている。どちらの筋肉もアキレス腱によってかかとの骨と結ばれている

ふくらはぎは第2の心臓

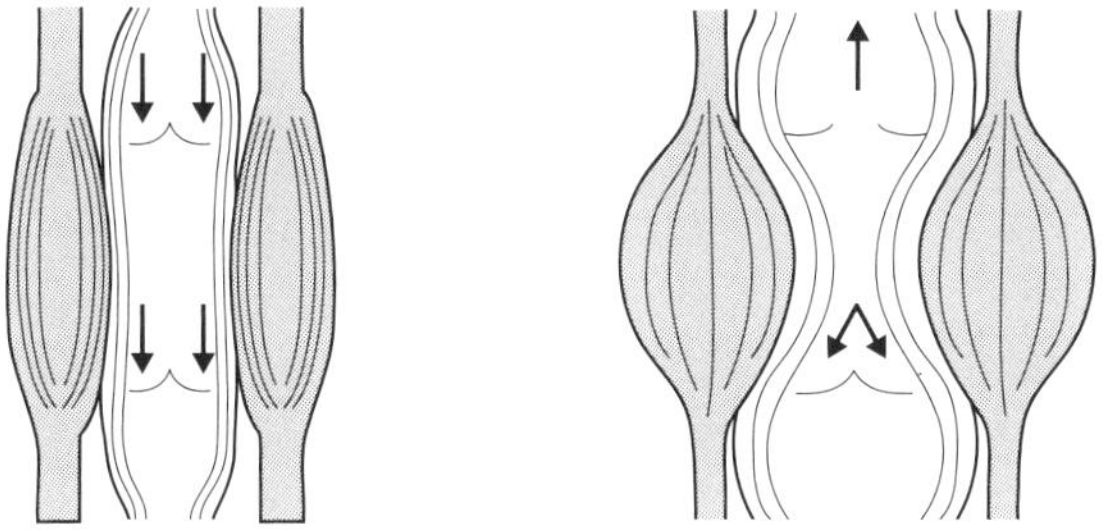

筋肉が緩んでいるとき

静脈の中にある「弁」が閉じ、血液が逆流するのを防いでいる

筋肉が収縮しているとき

筋肉の収縮によって静脈が圧迫され、弁が開いて血液が上へ流れる

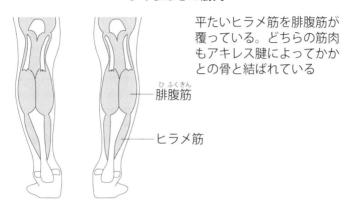

温が上がらないことになってしまうのです。

ふくらはぎの筋肉は、血液を心臓に戻すポンプのような働きをしているので、筋トレの「ヒールレイズ（202ページ参照）」で鍛えましょう。血流の改善に効果的です。

また、血流を促進するためには有酸素運動がおすすめです。歩幅を広くしてウォーキングを1日30分、毎日続けましょう。足腰の筋肉を鍛えるとともに、血流がよくなるので冷え性も改善します。

機能性尿失禁の対処方法

尿もれのほとんどは、今まで説明した「腹圧性尿失禁」「切迫性尿失禁」「混合性失禁」ですが、ロコモやフレイルの人、つまり脳卒中などの後遺症で麻痺が残ったり、高齢者で移動が大変だったりという場合、トイレまで距離が遠くて間にあわないといったケースがあります。これは「機能性尿失禁」と呼ばれます。

機能性尿失禁は、尿道や膀胱などの臓器に問題が起こっているのではなく、体の状況に生活環境が適合しなくなっているので、用具や住環境を整えたり介護者が適切な対処をすることが必要になります。

脳卒中などの後遺症や、ロコモで運動機能に障害があるという場合、痛みの治療や筋力トレーニングなど、治療やリハビリをするとともに、住環境などの整備をします。たとえば廊下を歩きやすくなるよう手すりをつけたり、トイレのドアは開けやすいノブに替える、夜間はポータブルトイレを使うといったことが挙げられます。

「3時間おきにトイレに行く」など時間を決めて排尿する（1人ではムリなら家族や介護者に協力してもらう）ようにすると、尿失禁が防げます。

紙おむつや尿もれパッドも有用ですが、頼りすぎると自立した排尿ができなくなってしまいます。これは人間の尊厳を失わせることになって、認知症への近道になってしまうので、あくまでも補助的なものと考えて使いましょう。

認知症など、精神機能に障害が起きている場合、介護者はトイレに行きたいサインを見つけて、そのそぶりが見えたらトイレに誘導するようにします。

トイレの場所がわからない場合や、間違って覚えていて部屋や風呂場でしてしまう場合もあるので、わかりやすく表示することも大切です。

脱ぎ着しやすい服にして、便器の使い方、拭き方などの後始末ができているかの確認をして、できていなければ介助します。規則正しい排尿習慣をつけることが、尿失禁の改善につながります。

失禁の反対語をご存知ですか？

「尿もれ」をもう少し、医学的な言い方にすると「尿失禁」となります。

「失禁」とは、意識しないで、あるいは意志に反して尿や便がもれることですから、症状を正確に表すと「尿失禁」となるわけです。

では、失禁の反対語は何か、みなさんはご存知でしょうか？

排尿や排便が正常の状態を、医学的な専門用語では「禁制」と呼んでいます。本来は「禁制をおかす」とか「女人禁制」などという場面で使われる歴史民俗用語で、「排尿・排便」も「正常」も、「禁制」という言葉の意味には含まれません。

英語では、正常に排泄される状態のことを「コンチネンス（continence）＝排泄や性欲の抑制」、失禁は「インコンチネンス（incontinence）」と呼びますが、この「コンチネンス」の訳語として「禁制」を当てたのです。

排尿ケアの支援や社会への提言活動などをしている「日本コンチネンス協会」という団体がありますが、協会の名称をどうするかでずいぶん議論されたようです。やはり「禁制」では固すぎるし、「女人禁制」をイメージすることから、そのまま「コンチネンス」を使ったのだそうです。

泌尿器科、婦人科、外科などの医師や看護師、理学療法士ほか専門家の参加する国際禁制学会（ＩＣＳ　International Continence Society）という国際的な学会があり、こちらは日本語訳に「禁制」が使われています。尿や便が意に反してもれるのは困りますが、出にくくなるのも健康上の大問題なので、正常な排泄ができるよう研究から社会提言までさまざまな活動が行われています。

正常な排泄ができるようコントロールが利いている状態が「コンチネンス」であり「禁制」です。医師や介護の専門家でも、正常な排泄を「禁制」と呼ぶことを知らない人が少なくないようで残念なのですが……。

第4章

よくある骨折・転倒はこうして防ぐ！

1 60代まではメタボ対策、70代以上はロコモ予防に重点

体を動かして筋肉と骨を鍛えておく

健康寿命を延ばすためには、前段階であるフレイルにならないこと。適切なトレーニングや栄養で元に戻る段階がフレイルなので、崖っぷちで踏みとどまっているようなものです。そんな危険に近づかないために、予防にまさるものはありません。運動や家事などで、日常的に体を動かし続けましょう。大切なのは、日ごろからの積み重ねです。

ではどんな運動がいいのか？　ここまで読んでくださったみなさんは「ああ、あれだな」とおわかりですね。そう、スクワットに代表される筋トレです。

とくにスクワットは「筋トレの王様」とも言われます。

移動機能で重要な下半身の筋肉（太ももの前側の大腿四頭筋とお尻の大殿筋）をトレーニングするので、ロコモ防止に効果的。しかも誰でも簡単にできて、かつ負荷がかかりすぎないのがスクワットのいいところです。

筋肉の弱っている人なら、ふらつかないように何かに手を添えると安全な上、負荷も軽くなるので、まずその状態で所定の回数ができるまで頑張りましょう。

台所のシンクに手を添えるのもいいですね。高さもちょうどいいし、朝・夕と忘れずにできるのでおすすめです。もちろん椅子の背もたれでも、テーブルでも結構です。

具体的なトレーニングを第5章で紹介します。

筋トレをすると、筋肉をつけるだけでなく、骨を鍛えることにもつながります。

筋肉は骨の周りにあって、部分的に筋肉は骨にくっついています。筋肉が縮むことで関節を動かしているので、筋トレをすることで骨にも負荷がかかります。これが刺激となって骨が強くなるのです。

とくに女性の場合、骨粗しょう症は要介護になる大きな要因です。閉経後の10年間で骨量は15〜20％も減って、骨が弱くなるからです。要介護につながる大腿骨骨折の8割近くが女性というデータもあり、骨粗しょう症を予防するためにも、筋肉や骨に負荷をかける運動が必要です。日常生活の中に取り入れてください。

骨を強くするためには、さらに効果的な「骨トレ」もありますから、そちらも併せて紹介しましょう。

筋トレには「適度な負荷」が大切

「ちょっときついな」と感じるような運動をすることで、筋肉が増えていきます。

筋肉は負荷を繰り返し受けると、「これはピンチだ。増強しないと耐えられない」とばかりに発達を促すスイッチが入って、筋肉が太くなっていくのです。なお、筋肉に負荷をかけたトレーニングのことをレジスタンス（Resistance：抵抗）運動と言います。筋トレ＝レジスタンス運動と考えてもいいでしょう。

したがって筋肉を太くするには、ある程度は強い負荷をかける必要があります。「この負荷に耐えるためには、この筋肉がもっと必要だ」と体にメッセージを送るためです。筋肉を維持し、筋力の低下を防ぐためであっても、適度な負荷が必要です。筋肉に「まだまだサボっていられない」と感じさせなければいけません。

この本で紹介している筋トレは、自重（自分の体重）を利用するものです。過大になることなく安全に負荷をかけることができます。一度に頑張って激しくトレーニングするよりも、毎日続けましょう。

筋トレのポイントは、「ちょっとつらい」「頑張ればなんとかできる」という強度で行うことです。途中で筋肉がぷるぷるしてきて、所定の回数ができない人もいるでしょう。「回数不足では効果がないの？」と思わなくても大丈夫、効果は上がっています。

実は、トレーニングで大切なのが「限界まで筋肉を使った」という点です。このレベルを繰り返すことで筋肉はしっかり太くなり、筋力がついてきます。

「スクワットを１００回やってもまだ余裕がある」という人（本書の読者にはいないと思いますが）は、自重では負荷が軽すぎるので、バーベルなどで負荷をかけなくては効果がないのです。

注意しなくてはならないのは、関節などの痛みで所定の回数ができないという場合は、すぐに止めること。限界まで頑張ってもいいのは「筋肉がぷるぷるする」筋肉疲労の場合だけです。

大事な点なので繰り返します。

「痛みが出てきたからできない」は中止。

「筋肉がぷるぷるしてもう限界」は二重丸です。

筋トレの基本は、「楽にできるようになったらバーベルなどで強度（負荷）を上げる」ことです。

以前は5回で限界だったものが、繰り返し行っているうちに「5回なら楽！」と感じるようになります。そうなったら、回数を増やして、限界までやってみる。この繰り返しで、筋肉が増大し、筋力もついていきます。

有酸素運動はメタボ対策として効果的

筋力がある程度ついてくると、日常生活の中で活動量を増やすことも苦ではなくなってきます。屋外に出て、散歩やウォーキングを習慣化しましょう。

散歩やウォーキングのほか、自転車に乗ったり水泳したり、長時間継続して行えるのが有酸素運動です。酸素を使って、体内の糖や脂肪から筋肉を動かすためのエネルギーを作り出すことから、そう呼ばれます。

有酸素運動は、筋肉を増やす効果は期待できないのですが、心肺機能を高めたり、血管や血液の状態を改善します。

脂肪を分解してエネルギーを取り出すには、大量の酸素を血流に乗せて、筋肉に届けなくてはいけません。血流を増やすために心臓と肺の働きがパワーアップされるので、有酸素運動は持久力の向上ももたらす、という仕組みです。

中高年にとって有酸素運動が有用なのは、やはり「メタボ対策として効果的」という点です。メタボとは内臓脂肪をため込んでしまった状態で、内臓脂肪から分泌されるアディポサイトカインという物質が、脂質異常、高血圧、高血糖、動脈硬化などを発症、進行させてしまいます。

有酸素運動は、内臓脂肪をエネルギー源として使い燃焼させるので、さまざまな生活習慣病を予防・改善する効果が認められているのです。

生活の中に散歩やウォーキングなどを取り入れてください。有酸素運動としてわざわざ行うことが難しければ、一駅分歩く、遠回りして買い物に行くなど、日常的な活動にひと工夫加えましょう。自然に運動量を増やせます。

60代以下はメタボ予防、70代以上はロコモ予防

健康寿命を延ばすために、運動がとても重要であることは明らかですが、日本人の要介護の原因を分析すると、何を重視して運動するか、年代で違うことがわかります。つまり、筋トレと有酸素運動のどちらに重きをおくのか変わってきます。

60代以下で、日常生活が普通にできて認知症もない人は、メタボの予防を重視するため

に、有酸素運動も積極的に取り入れましょう。基礎代謝を高めるためにも、筋トレで筋肉を増やすことが重要です。

また70代以上の人は、転倒や骨折予防を重視した運動が必要です。筋トレでとくに下半身の筋肉を維持するとともに、骨が丈夫になるような運動をしましょう。

というのも、79歳までは要介護の原因として脳卒中が大きな割合を占めていますが、80歳以上になると脳卒中の割合は激減、フレイルや骨折の増加が目立ちます。

脳卒中（脳梗塞《こうそく》）は、メタボリックシンドロームの先で待ち受ける動脈硬化の終着点です。内臓脂肪型肥満から長年かかって進行、悪化していく生活習慣病なので、若いときはとくにメタボの予防や改善を図りましょう。有酸素運動も取り入れ、カロリー消費や筋力改善に重点を置いて、動脈硬化を予防することを目指します。

一方、後期高齢者（75歳以上）の年代になると、移動機能が衰えるロコモティブシンドロームが脅威になってきます。ロコモをきっかけに活動量が下がってフレイルへ、さらに寝たきりへと生活の質（ＱＯＬ）が下がり続けるリスクが大きくなってしまいます。これを予防するためには、筋力や骨の健康をいかに維持するか、ということになります。

後期高齢者は運動で「骨密度の改善」「転倒予防」を

長生きすればするほど、運動の重要性が増してきます。

とはいえ、がむしゃらに歩けばいいというわけでもないし、筋トレであればなんでもいいということにはなりません。ムリなく効果を上げるためには、目的に沿った適切な運動を選ぶことが大切です。

後期高齢者の場合、寝たきり防止には「骨密度の改善」と「転倒予防」を目指します。

骨折というと、長い骨がボキッと折れるイメージですが、骨粗しょう症の高齢者は、背骨の一部分が、体重の重みでじわじわと潰れてしまいます。そうならないために、運動によって骨密度を上げなくてはいけません。

骨密度を上げるには、「ロコトレ」や「片脚立ち」のような「重力を感じる運動」が有効です。

プール内での水中歩行は、膝に故障があってもできる高齢者の運動としてよく取り入れられていますが、骨密度を上げるという点では効果は期待できません。浮力のため、骨が重力を感じられないためです。

心肺機能の維持向上や動脈硬化の改善には有効ですから、ぜひ続けてください。ただ、「水中歩行をしているから運動は十分」とは思わないで、202ページのヒールレイズ（かかと上げ）も行いましょう。

また、転倒を予防するにはバランス能力が大切なので、片脚立ちや太極拳のような運動が最適です。さらにウォーキングや、関節の柔軟性改善のためのストレッチも有効とされています。

こうした種々の運動で、日常的に体を動かして健康寿命を延ばしましょう。

2
中高年期からは、やせていることをうらやましがってはいけない

栄養不足がフレイルの起点になる

フレイルを招くのは運動不足、活動量不足だけではありません。

高齢になると、経済的な問題とか、体力の低下で食事の準備が億劫《おっくう》とか、ひとり暮らしなので簡単に済ませる（孤食といいます）とか、さまざまな理由で食事がおろそかになりがちです。楽しくないから量も減るし、栄養価は次第に落ちてきます。

しかも、加齢にともなって摂取量や消化機能も低下するし、咀嚼《そしゃく》力や嚥下《えんげ》力《りょく》（飲み込む

フレイルサイクル

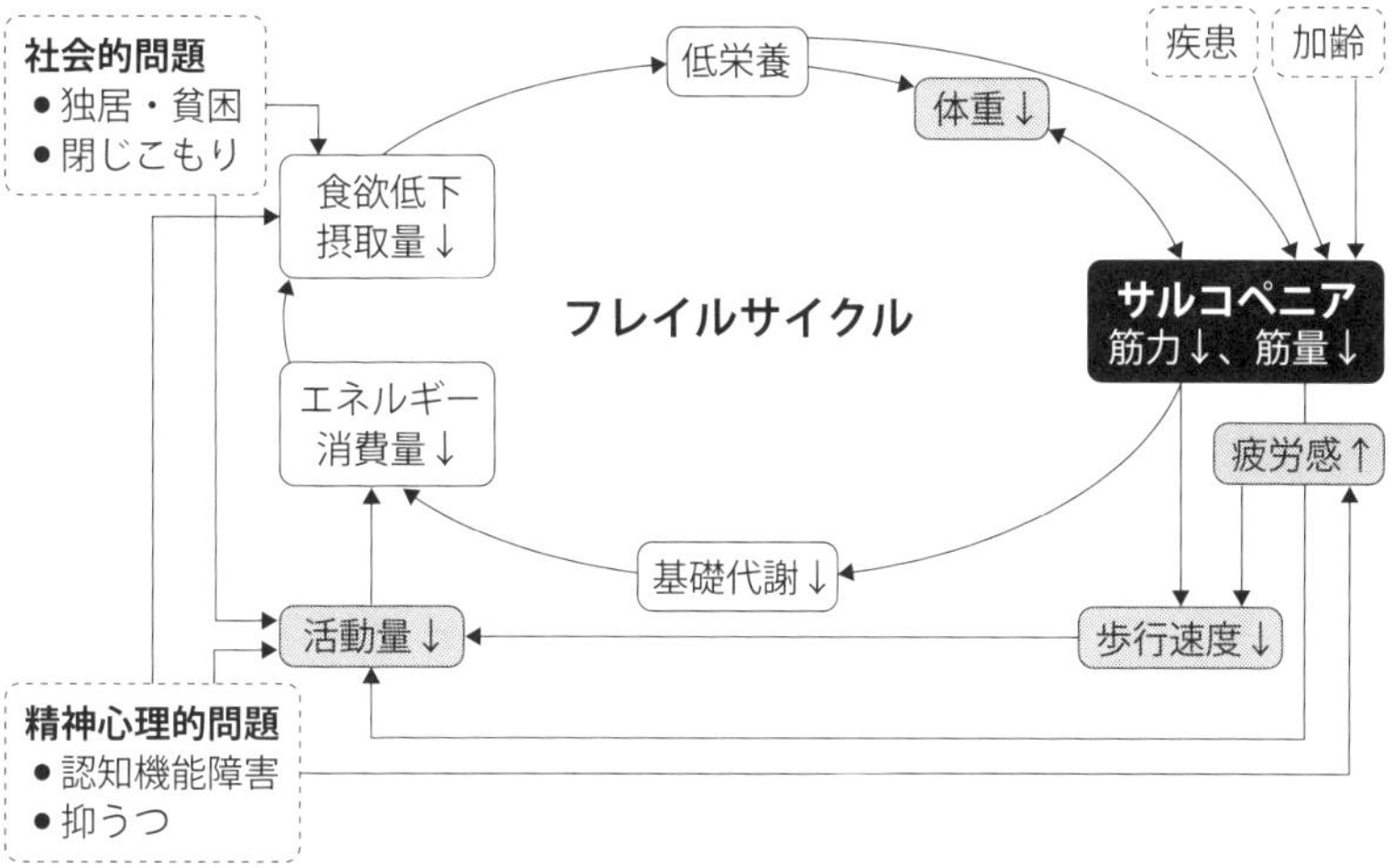

Fried LP, et al. Frailty in older adults : evidence for a phenotype. J Gerontol A Biol Sci Med Sci.2001 ; 56（3）: M146〜56. より

力）、唾液の分泌も低下します。若い人が想像する以上に、「食べること」は高齢者にとって難関になり得るのです。

上の図で示したように、フレイルにはさまざまな要因があり、相互に影響し合って悪化していきます。低栄養はその要因のひとつで、サルコペニア（筋肉が減少して機能も衰えてしまう病気）も招きます。

加齢とともに食欲がなくなり食事の量が減って低栄養になると、身体活動は一層低下してしまいます。そうなると筋肉量や筋力が低下したサルコペニアになって基礎代謝量が下がる。１日に必要なエネルギーも少なくなるから、食欲がなくなって、さらに低栄養に……。そんな状態が続くと、筋力が低下していきますから転倒や寝たきりのリスクが高まり、フレイルの起点になってしまいます。

この悪循環を断つには「高齢者の低栄養」を避けること。そして、サルコペニアを予防・改善するために運動と栄養の組み合わせが欠かせません。

骨粗しょう症の患者さんを診ていると、ＢＭＩが18・５以下の方がたくさんいます。ご承知のとおりＢＭＩとは体格を示す数値で、体重（kg）を身長（m）で２回割って算出します。日本では18・５〜25未満が標準で、22前後がもっとも病気にかかりにくいとされ、18・５未満は低体重という判定になります。

こうした方に「ちゃんと食事は摂っていますか？」と尋ねると「食べていますよ」という答えが返ってきますが、ＢＭＩが18・５を下回るのは摂取エネルギーが消費エネルギーよりも少ないからです。つまり、体が必要とするだけ食べていない。やせているのは栄養状態が悪いことを意味しています。

メタボ対策からフレイル対応への円滑な移行が急務

「肥満にならないようにしましょう」「メタボに気をつけましょう」としきりに呼びかけられているのは、日本人の場合、ＢＭＩが25を超えると、糖尿病や循環器疾患のリスクが高くなることがデータで示されているからですが、高齢者の場合には、低栄養によるやせすぎに注意を払わなくてはいけません。

フレイルの予防のためには「食べること」はとても重要です。ＢＭＩの目標値を生涯同じにする必要はありません。高齢期は下限値を21・5くらいまで緩めたほうがよさそうです。いつまでもメタボ対策をしていると、低栄養になってサルコペニアやフレイルへとつながるリスクが上がってしまいます。

メタボ対策の必要性は広く知られるようになりましたが、高齢期からはフレイル対応へと円滑な移行が大切です。若いときと同じように「太っているのはよくない」という〝ヤセ信仰〟にとらわれていると、かえって健康年齢を縮めてしまいかねません。メタボ対策からフレイル対応へ〝健康常識〟の円滑な移行こそ、高齢化時代の急務だと言えます。

年を取るとともに〝低カロリー信仰〟の人も増えていくようです。豆腐や野菜を中心にした精進料理がいい、1日1食がいいと、質素な食事をよしとする風潮があります。

メタボ対策が世の中を席巻していることに加えて、節約の美徳がある日本人の琴線《きんせん》に響くためでしょうか。高齢者は粗食がいい、肉は週に1回も食べればよいといった妙な固定観念も根強いのですが、これは忘れましょう。

最近ではこうした高齢者の〝低カロリー信仰〟〝粗食信仰〟は否定されています。タンパク質が不足してはいけません。

タンパク質を効率よく摂取できる食材の代表が肉や魚です。

牛肉、豚肉、鶏肉など肉類は、質のよいタンパク質と中高年に不足しがちなさまざまな栄養素が含まれているので、筋力のほか免疫力も維持・向上させ、うつ症状や認知症の予防が期待されます。中高年こそ、肉を食べたほうがいいのです。

コレステロールが気になるので肉類は控えているという人もいるかもしれません。

しかし近年では「コレステロールが低すぎるのはよくない。むしろ適度に保ったほうが長寿につながる」というのが定説です。

コレステロールは細胞膜の材料で、細胞の新陳代謝に関わっている物質です。コレステロールが不足すると認知症のリスクが高くなることがわかってきました。一方で、動脈硬化の危険因子になるのですが、これは内臓脂肪として蓄積されることが問題なので、その対策を立てればいいのです。

つまり、摂取したエネルギーを消費できず、余ったエネルギーが内臓脂肪になるのですから、高カロリーの脂身を避けて赤身肉を食べる、しっかり運動をしてエネルギーを消費する、筋肉を増やして基礎代謝を上げる、といった工夫をしましょう。

またコレステロールは体内で合成されるものですから、高コレステロールの食品を食べても、体のコレステロール値には直接的な影響は少ないことも明らかになっています。

3 ――「筋肉の材料」となるタンパク質をしっかり摂ろう

高齢者にはもっとタンパク質が必要

フレイルやサルコペニアを防ぐという観点から、最近注目されているのが、高齢者の「タンパク質・エネルギー低栄養（ＰＥＵ）」という状態です。これは、長期にわたって十分なタンパク質とカロリーを摂らないことによって起こる栄養障害を指します。高齢者は、活動量に見合ったカロリーを満たせば十分というわけではなく、摂取カロリーの中で、タンパク質の割合を増やすことが大切だと、再認識されたわけです。

いま、日本人の食事摂取基準ではタンパク質の1日の必要量は年齢に関係なく、男性

60g、女性50gとされていますが、一般的に1日のタンパク質の所要量は体重1kgあたり1gと言われます。つまり性別にかかわらず体重50kgの人なら50g、70kgの人なら70gを摂らないと筋肉を維持できません。

フレイルやサルコペニアを遠ざけるためにはもっと必要ということです。

高齢者の場合、タンパク質を1・2～1・5倍摂るべきとされていますから、体重50kgなら60～75g、70kgなら84～105gが必要になる計算です（ただし腎機能が低下している人は、タンパク質の摂取が制限されるので、必ず医師に相談してください）。

タンパク質が重要なのは、もちろん筋肉の材料になるからです。

私たちの体では、食事で摂ったタンパク質をバラバラに分解してアミノ酸にしてから、また組み合わせて、必要なタンパク質へと作りなおしています。

これを専門的には「筋タンパクの合成反応」と呼びますが、問題はその力が加齢によって低下することです。高齢者の場合、若い人と同じ量のタンパク質を摂取しても合成反応が低いので、必要なだけのタンパク質が得られず、若い人ほど筋肉が増えません。

筋肉量を維持するためには筋細胞でタンパク質の合成が必須であり、そのためには原料となるアミノ酸が欠かせません。そのアミノ酸はどこから来るのかといえば、もちろん食事で摂取したタンパク質、ということです。

したがって、高齢者こそ筋肉を増やすためには、タンパク質をしっかり摂ったほうがいい、肉を食べたほうがいいとすすめられます。

肉のタンパク質が優れている理由

左ページの表に主な食品に含まれるタンパク質の量を示しました。

１００gあたりのタンパク質の重量なので、卵1個（60g前後）には約7g、牛乳コップ1杯（１８０g）には約5gということになります。牛もも肉や豚ロースを１５０gほどステーキや生姜焼きで食べると30g以上のタンパク質が摂れるので、肉類がとても優れたタンパク源であるとご理解いただけるでしょう。

肉類のメリットはそれだけではありません。タンパク質を構成しているアミノ酸のバランスが非常にいいのです。

主な食品に含まれるタンパク質の含有量　※可食部100gあたり

食品	タンパク質	食品	タンパク質
普通牛乳	3.3g	豚ロース（脂身つき・生）	19.3g
ブロッコリー（花序・生）	4.3g	牛もも肉（脂身つき・生）	19.5g
ヨーグルト（脱脂加糖）	4.3g	まあじ（皮つき・生）	19.7g
枝豆	11.7g	しろさけ（生）	22.3g
鶏卵（全卵・生）	12.3g	プロセスチーズ	22.7g
さんま	17.6g	鶏ささ身（生）	23.0g

一度に食べる量を考えると、
肉類がとても優れたタンパク源であることがわかる

「日本食品標準成分表2015年版（七訂）」より

やや詳しく説明すると、タンパク質は20種類のアミノ酸を複雑に組み合わせたものです。牛肉も、豚肉も、卵も、納豆も、アミノ酸の種類や分量、組み合わせ方は違いますが、それぞれのタンパク質はそんな成り立ちです。

タンパク質を構成する20種類のアミノ酸のうち、11種類は多少不足しても体内で合成できるので、間にあわせることも可能ですが、9種類は体内では合成できないので、食事から摂らなくてはいけません。これが「必須アミノ酸」です（168ページ表）。

9種類の必須アミノ酸は、どれか1種類でも摂取量が少ないと、もっとも少な

必須アミノ酸・非必須アミノ酸

必須アミノ酸		非必須アミノ酸	
名称	略号	名称	略号
バリン	Val	グリシン	Gly
ロイシン	Leu	アラニン	Ala
イソロイシン	Ile	アルギニン	Arg
リジン（リシン）	Lys	システイン	Cys
メチオニン	Met	アスパラギン	Asn
フェニルアラニン	Phe	アスパラギン酸	Asp
スレオニン（トレオニン）	Thr	グルタミン	Gln
トリプトファン	Trp	グルタミン酸	Glu
ヒスチジン*	His	セリン	Ser
		チロシン	Tyr
		プロリン	Pro

*ヒスチジンは、以前は乳幼児期のみ必須とされていたが、現在は成人にとっても必須アミノ酸となっている。

い必須アミノ酸でまかなえる量のタンパク質しか合成できません。

170ページの図からは小麦や米にもタンパク質が含まれていることがわかりますが、必須アミノ酸の「リジン」が少ないので、タンパク質の合成が制限されてしまうのです。一方、卵や肉類のタンパク質はこの9種類の必須アミノ酸を、バランスよく含んでいる良質のタンパク質と言えます。

必須アミノ酸は筋肉を作るだけでなく、脳の働きにも重要な役割を持っています。感情や気分のコントロールに深く関与するドーパミンやセロトニンなどの神経伝達物質は、チロシンやトリプトファンといった必須アミノ酸から作られています。

したがって、こうした必須アミノ酸を含む良質なタンパク質が不足すると、脳の働きも低下してしまいます。

良質なタンパク質を多く含む食材を、少しずつでも結構ですから毎食、食べましょう。

タンパク質の「質」が大事

「良質なタンパク質」の指標となるのが、170ページの「アミノ酸スコア」です。

食材に含まれた必須アミノ酸が、体の中でどのくらい効率よく働くか、バランスがとれているかを評価したもので、すべての必須アミノ酸が1日の所要量分含まれていれば、スコアは100になります。肉や魚、卵や乳製品といった動物性食品はアミノ酸スコアが高いことがわかりますね。

各種食品のアミノ酸スコア

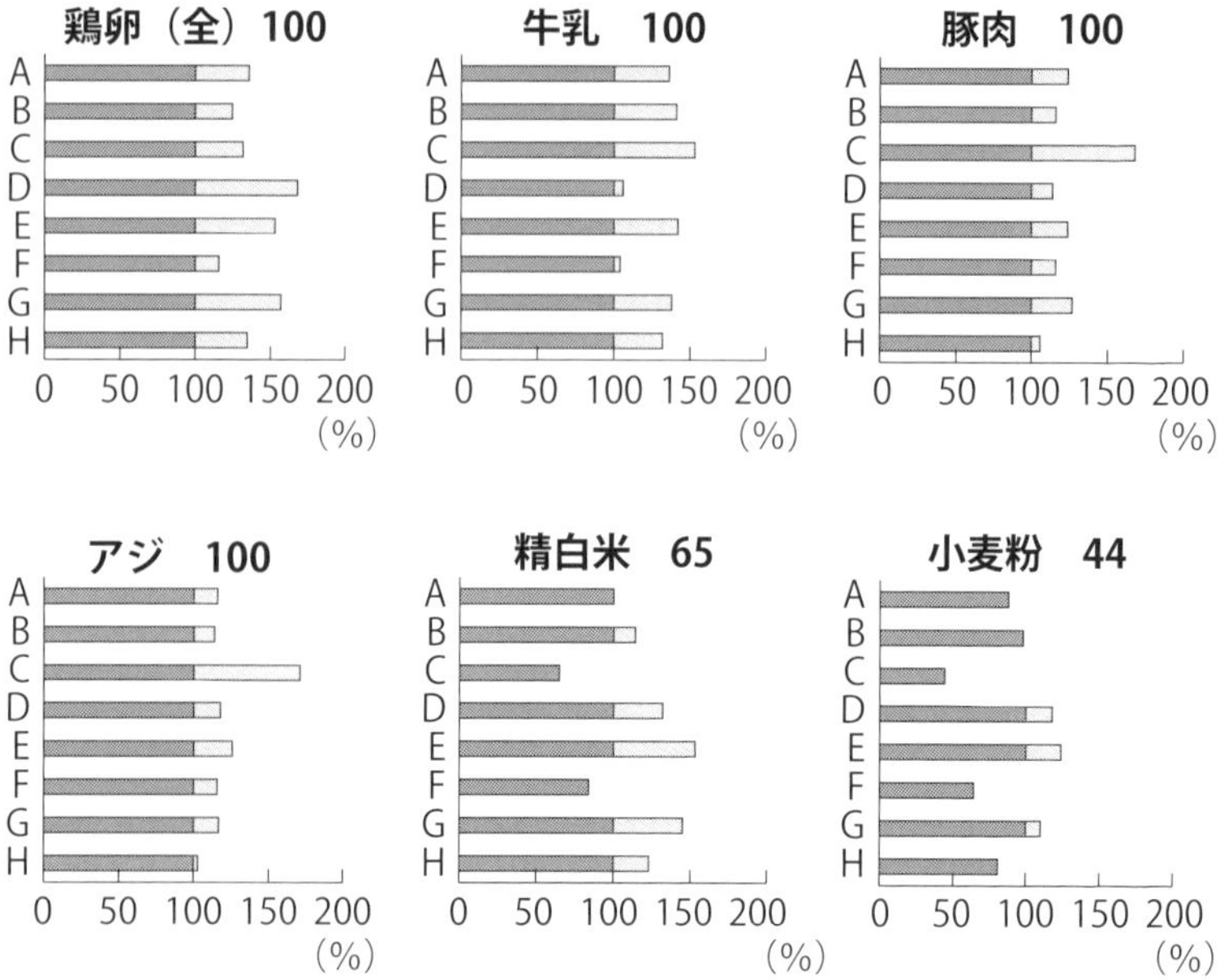

A：イソロイシン　B：ロイシン　C：リジン
D：メチオニン　E：フェニルアラニン＋チロシン
F：スレオニン　G：トリプトファン
H：バリン

社団法人全国牛乳普及協会　牛乳・乳製品健康づくり委員会
牛乳と健康　2006より

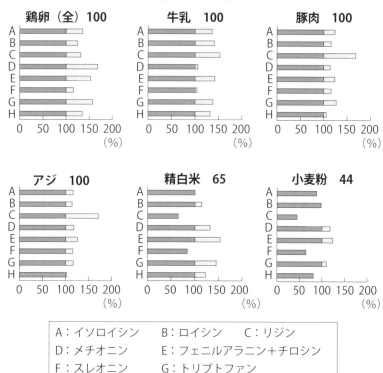

穀類が低いのは、必須アミノ酸のうち一部が欠けているためです。ただし、これは私たちの体が、含まれているタンパク質を利用しにくいという意味であって、穀類の価値が低いということではありません。また、アミノ酸スコア１００の食品だけを食べるのがいいということではないので誤解のないように。

ビタミンやミネラル、食物繊維など、穀類や野菜で摂るべき栄養素がたくさんあります。こうした食品は組み合わせて摂ることで、アミノ酸のバランスがよくなってタンパク質をしっかり利用できます。

たとえばご飯（米）にはリジンの量が少ないのですが、大豆にはリジンが多く含まれています。半面、大豆にはメチオニンが少ないのですが、ご飯に多く含まれています。つまり納豆をかけると、相互に補って効率的にタンパク質を合成できるわけです。

健康的な食生活には、さまざまな食材を偏ることなく食べることが大切、とよく言われるのは、こんな裏付けがあったのです。

口腔機能トレーニング

タンパク質を効率的に摂れる肉をしっかり食べるためにも、咀嚼《そしゃく》(噛む)、嚥下《えんげ》（飲み込む）など口腔機能の維持が必要です。

口腔機能が衰えた状態は「オーラルフレイル」と呼ばれ、高齢者にとっては命取りになることもあるので、そうならないよう十分に注意しなくてはいけません。

40代になると、食事をしていてむせること＝誤嚥《ごえん》が増えてきます。これは、飲み込むときに働く筋肉が弱ってきて、嚥下機能が低下してきた証拠です。

若い人なら、食べ物が誤って気管に入っても、咳き込んで吐き出す筋力があるのでとくに問題にはなりません。しかし高齢者の場合、誤嚥から肺炎になるケースが急増します。日本では、75歳以上の高齢者の死因の第1位は肺炎、その大半を誤嚥性肺炎が占めているので要注意です。

また、年を取ってくると滑舌《かつぜつ》が悪くなります。口腔の筋肉の衰えが関係して、唾液の分泌が低下するためです。65歳以上の高齢者の３人に１人は「ドライマウス」と呼ばれる唾液分泌障害を患っているともいわれます。

唾液には口腔内のウイルスや細菌を防ぐ自浄作用など、健康維持のために重要な役割があるので、唾液が少ないと細菌が増殖しやすくなって口腔内の衛生状態が悪化、口臭が強くなるほかさまざまな不都合が起こります。大きな問題は歯周病で、糖尿病や心臓・血管障害、骨粗しょう症からアルツハイマーまで、非常に多くの病気の原因になることが判明しています。

そんな唾液の分泌に大きく関わっているのが噛む力、すなわち筋力です。加齢による筋力の衰えは、こうしたところにも影響してくるのです。

日常生活で、以下の３つに当てはまることはありませんか？

- 半年前に比べて、固いものが食べにくくなった
- お茶や汁物などを飲んだとき、むせることがある
- 口の渇きが気になる

2つ以上思い当たった方は、口や口周囲の筋力の低下や飲み込むタイミングのずれ、唾液量の減少など、**お口の機能が低下**している可能性あり。

いつまでも健康で安全においしく食べるためには、日々の**トレーニング**が大切。

むせやすい

首

首周りのストレッチをすることで、呼吸のコントロールや飲み込む力の低下を予防する。

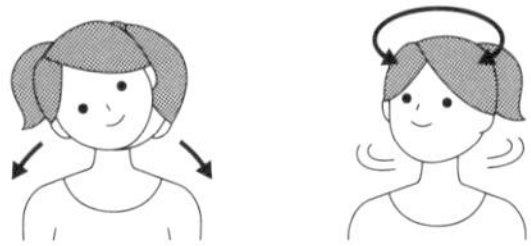

①左右に顔をゆっくりと傾ける。
②ゆっくりと左右に首を回す。

肩

肩周辺のストレッチとリラクゼーション飲み込む力の低下を予防する。

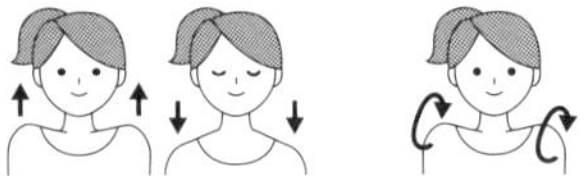

①肩をゆっくり上げて、ストンと落とす。
②肩を前から後ろへ3回、後ろから前へ3回まわす。

咳払い

誤嚥の防止につながる。

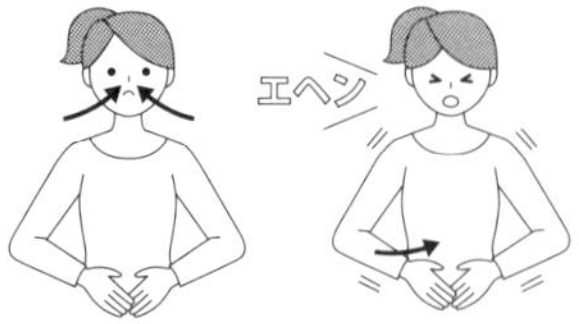

①息を大きく吸って少し止める。(お腹を意識)
②「エヘン」と咳をして息を大きく吐き出す。

(各3回)

食べにくい・むせやすい・口が渇く

舌

食べ物をまとめたり、のどに送り込むことがスムーズになり、唾液がよく出るようになる。

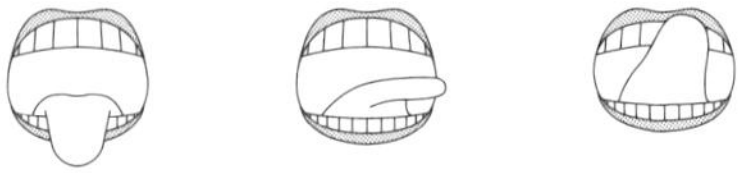

①舌を前に出す。(3回)
②出した舌を左右に動かす。(各3回)
③舌で唇をゆっくりなめる。(3回)

発声

食べること、飲み込むことに関連する筋肉を使う。

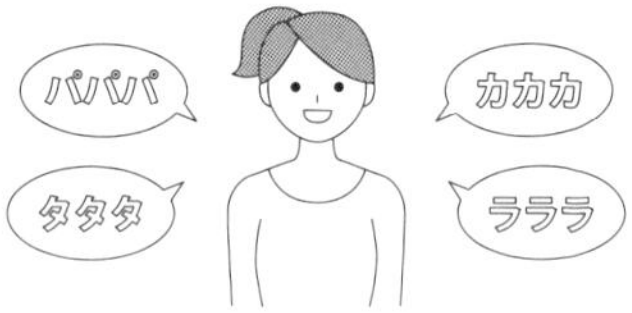

パ・タ・カ・ラとゆっくり大きな声で言う。(3回)

飲み込みに大切な筋肉を鍛えるのに効果的！

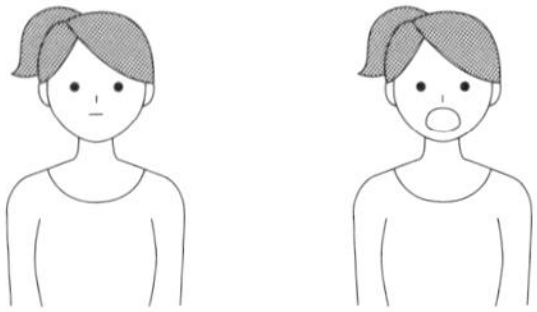

口を閉じた状態から、最大限に口を開ける。
10秒キープして、10秒休憩（5回を2セット）

浜松市リハビリテーション病院 藤島式嚥下体操より

毎日行う口の機能向上トレーニング!!

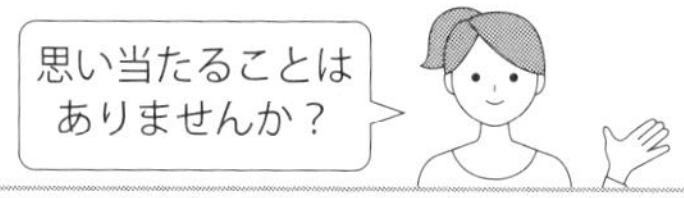

- □ 半年前に比べて固い物が食べにくい
- □ お茶や汁物でむせることがある
- □ 口の渇きが気になる

はじめに

姿勢

安定した姿勢でスタート！

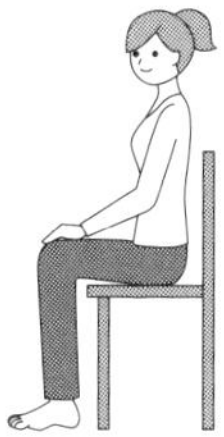

姿勢を正して椅子に腰かける。

深呼吸

お腹を意識。心と体の緊張を和らげ、
リラクゼーション。

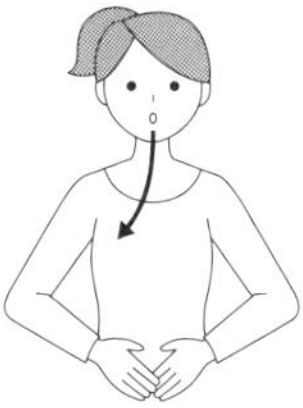

お腹に手を当て、息を吸い、
口をすぼめて吐く。
（おなかがふくらんだり、
へこんだりするように行う。）

（3回）

食べにくい（口からこぼれる）

唇

口の周りの筋肉を鍛える。
食べこぼしの改善につながる。

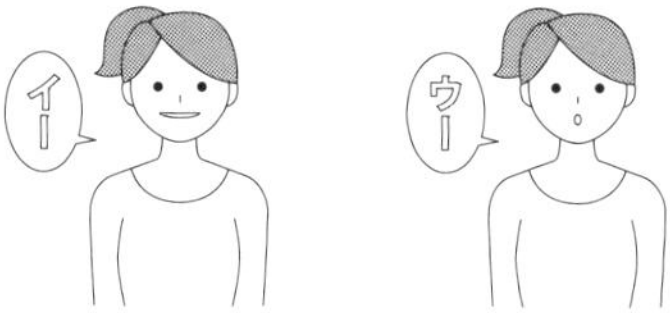

①「イー」で口角（口唇の両端）を横に引く。

②「ウー」で口をとがらせる。

頬

頬と口の周りの筋肉を鍛える。

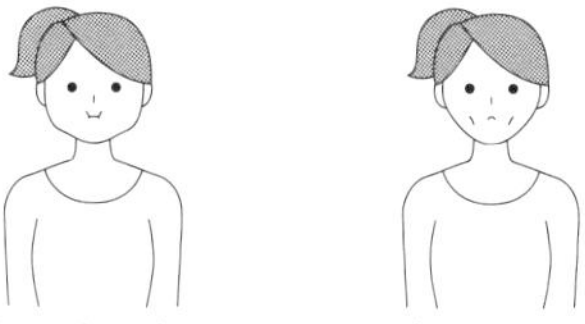

頬をふくらませたり、すぼめたりする。

（各3回）

すべてのトレーニングを継続して行うことが一番効果的ですが、
時間のない時などは、症状にあったトレーニングを選んで行いましょう。

２つ以上当てはまるという方は、口の周りの筋力低下や唾液の減少など口腔機能が低下している可能性があります。動かさない筋肉がより早く衰えてしまうのは、口腔周辺でも同じです。１７４、１７５ページのトレーニングで機能の維持・向上をして、健康長寿を目指しましょう。

4 ― 筋肉にも脳にもビタミンDの摂取が大切！

タンパク質と並んで重要なビタミンD

ビタミンDは、カルシウムの吸収を促して骨を丈夫にすることから、「骨のビタミン」として100年も前から知られてきました。

さらに21世紀に入って、さまざまな研究でホルモンのような働きをすることが明らかになっています。脳や血管、皮膚、筋肉、乳房など全身の細胞に働きかけて、体内のいろいろな生理機構に関わっていることがわかってきたのです。

とくに高齢者において血中ビタミンD値は、脆弱《ぜいじゃく》性の指標となっています。血中ビタミンD値が低いと転びやすく、身体能力と免疫力は低下、骨粗しょう症による骨折やフレイル、糖尿病・脳血管障害が増加するという研究報告があります。

もう少し詳しく説明しましょう。

加齢や体内で生じるさまざまな有害物質により、全身の細胞は傷つけられて、少しずつ機能が低下していきます。ビタミンDはそんな傷ついた細胞に新陳代謝を促して修復する作用があり、全身の機能低下を防ぐのです。

注目されているのが、筋肉や脳の機能に対する作用です。

筋肉を構成する筋細胞（筋線維）には、長い時間動ける遅筋と瞬間的に強い力の出せる速筋の2種類がありますが、加齢とともに速筋が減って遅筋の割合が増えてきます。

年を取るとつまずいたとき、とっさに足を出して踏ん張ったりできなくなりますが、これも速筋の衰えの影響で急な動きができなくなるためです。

ビタミンDには速筋線維を増やす作用があり、体のキレがよくなるので、転びにくくなるのです。

また骨粗しょう症を発症すると運動不足から筋力が落ちてきます。こうした人にビタミンDを投与すると半年後に筋肉量がアップしたという研究報告や、筋力の低下からバランス感覚が悪くなっていた人が、ビタミンDの投与で改善したというデータもあり、サルコペニアの予防効果が期待できます。

脳への作用も見逃せません。ビタミンDは脳の神経細胞を酸化ストレスから守ることで、脳の老化や認知機能の低下、うつ病などを防ぐ可能性もわかってきました。

さらにビタミンDには免疫力をアップする効果や、糖尿病のリスクを低減する効果も報告されています。血糖の改善効果があることから、老化物質であるAGEの産生を抑える効果も期待されます。

ビタミンDの大量投与でがん細胞を死滅させ、前がん状態を改善したり、白血病の発症を減らしたり、大腸がん、乳がん、消化器系のがんの死亡率を低下させることができたという報告もあります。

ビタミンDは食事と日光を浴びることから

ビタミンDは魚やキノコ類に多く含まれます。

注意したいのは干しシイタケです。シイタケのエルゴステリンという物質は、日光を浴びるとビタミンDに変化します。そのため天日乾燥の干しシイタケには大量のビタミンDが含まれていますが、機械乾燥のものには含まれていません。機械乾燥の干しシイタケなら、使用前に20〜30分、日光に当ててビタミンDを作ってから使いましょう。このようにビタミンDといえばすぐに干しシイタケやキクラゲが話題に挙げられますが、実は1回に食べる量としてはこの2つとも1〜2㎍であり、決して多くありません。さけでは25㎍以上、うなぎでは19㎍もあることに注意が必要で、魚に多いということに注目が必要です。

ビタミンDは食事からも摂取されますが、体内にあるビタミンDの80%は日光を浴びることで作られます。皮膚が紫外線の刺激を受けると、コレステロールからビタミンDが合成されるのです。したがって、ビタミンDと言われていますが、食事摂取で形成されるビタミンDは20％くらいで、80％は皮膚が紫外線を浴びて産生するホルモンなのです。

高齢者では、皮膚でビタミンDを作る能力が低下することに加え、屋内にこもっている生活をしているとビタミンD不足になってしまいます。日光を浴びる機会が少ない人は、食事からビタミンDを摂取することを心がけましょう。

最近、女性のみなさんの間では、美白願望の高まりや紫外線による皮膚の老化、皮膚がんの発症などが問題視され、徹底的に紫外線を避けようとする人が増えていますが、これもビタミンD不足をもたらす大きな要因となっています。化粧品の中で大きな伸びを示しているのは、サンスクリーンだけです。また皮膚がんは、オーストラリアやニュージーランドに比べて日本や韓国では100分の1くらい少なく、これらの国に比べて皮膚がんのリスクははるかに少ないことにも注意が必要です。皮膚がん予防から紫外線を避けてビタミンD不足の各種のリスクにさらされていることも考え直す段階に来ています。

強い日射しを長時間浴びる必要はありません。顔やひじから先の腕が15分くらい日光を浴びるだけで、1日に必要な量のビタミンDが生成されます。とは言われていますが、地域、時間帯、季節で皮膚におけるビタミンDの産生量は大きく異なります。また皮膚の日焼け指数でも異なります。白人や黒人に比べて、我々日本人は色白から色黒まで幅広く分布しています。色の白い人は日焼けしてビタミンDができやすいのですが、色の黒い人は日焼けは少なく、ビタミンDが産生されづらいのです。したがって黒人にはビタミンD不足が多数認められています。

各種の条件がよければ、季候のいい季節は、日光を浴びながら散歩やウォーキングをしましょう。運動にもなり、ビタミンDも作られるので一石二鳥です。

5　ロコモ予防の鍵となる骨は食事と運動で強くなる

骨量低下と筋肉の関係

本章の冒頭でも触れた通り、筋トレで筋肉を鍛えると、骨も丈夫になります。もともと骨と筋肉は距離的に近くにあって、筋肉を働かせて筋トレをすることで骨に負荷がかかり、骨が強くなるのですが、それだけではありません。筋細胞はミオカインというサイトカイン（細胞から放出され、特定の細胞に働きかけるタンパク質）を出して、骨に直接シグナルを送る「筋骨関連」と呼ばれる仕組みがあることも報告されています。

骨は単なるカルシウムの塊というわけではなく、生涯にわたって「溶かしては作る」「作ってはまた溶かす」という新陳代謝を繰り返しています。同じ骨のままで負荷を受け続けていると、金属疲労のように材料としての強度が低下する現象が起こって骨折しやすくなるため、これを避けるための仕組みです。

古くなった骨を溶かして壊す「骨吸収」を行うのが破骨細胞、新しい骨を作る「骨形成」を行うのが骨芽《こつが》細胞、この両者によって新陳代謝を繰り返しながら、そのときどきの状況に対応して、骨量や骨質、骨強度まで作りなおすのです。

このとき骨に大きな力（負荷）がかかると、その力に耐えられるように骨は強く太く作りかえられるのです。これには2つのメカニズムが明らかになっています。

ひとつ目は運動によって骨に負荷がかかると、骨の司令塔である骨細胞から、骨芽細胞を活性化させるタンパク質が放出されます。これを受け取った骨芽細胞は活発に働いて骨を丈夫で強いものに作り替えていくのです。

骨量が減少して弱くなった骨には、軽い運動でも大きな負荷として伝わるので、骨芽細胞は活性化します。だから激しい運動をたまにするよりも、骨芽細胞が働き続けるよう、「骨トレ」や軽い運動をコンスタントに続けるほうが効果的です。

ごく軽いウォーキングでも、毎日続けていると骨が強くなっていきます。

もうひとつは、運動で骨に負荷がかかると、骨の主成分であるカルシウムの沈着が促され、骨の石灰化が進むためです。運動による負荷で骨にマイナスの電気が発生、プラスの性質を持つカルシウムが引き寄せられ、骨の成分の残り半分を占めるコラーゲンに沈着していく仕組みです。

全身の骨の中でも大きな力や衝撃がかかるところほど、より強いマイナスの電気が発生するので、より多くのカルシウムが引き寄せられて、中身の詰まった骨になるのです。

骨粗しょう症も食事と運動で防ぐ

骨粗しょう症の予防や改善のため、もっとも留意していただきたいのは日常生活の中で、適切な栄養の摂取と、運動をすることです。

骨は生涯にわたって新陳代謝を繰り返しています。60歳でも80歳でも、作ったり溶かしたりを繰り返しているのです。だからバランスのよい食事で、骨の材料となるカルシウムなどのミネラルやタンパク質、ビタミンなどの栄養を十分に摂らなくてはいけません。

カルシウム・ビタミンD・タンパク質を多く含む食品

カルシウム

骨粗しょう症の予防や治療における薬の効果を高めるために重要。

摂取の推奨量（1日） **700〜800mg**

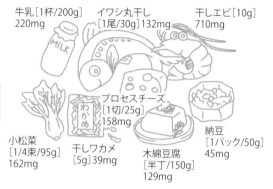

ビタミンD

カルシウムの吸収を促して、骨を強くする。

摂取の目安量（1日） **5.5μg**

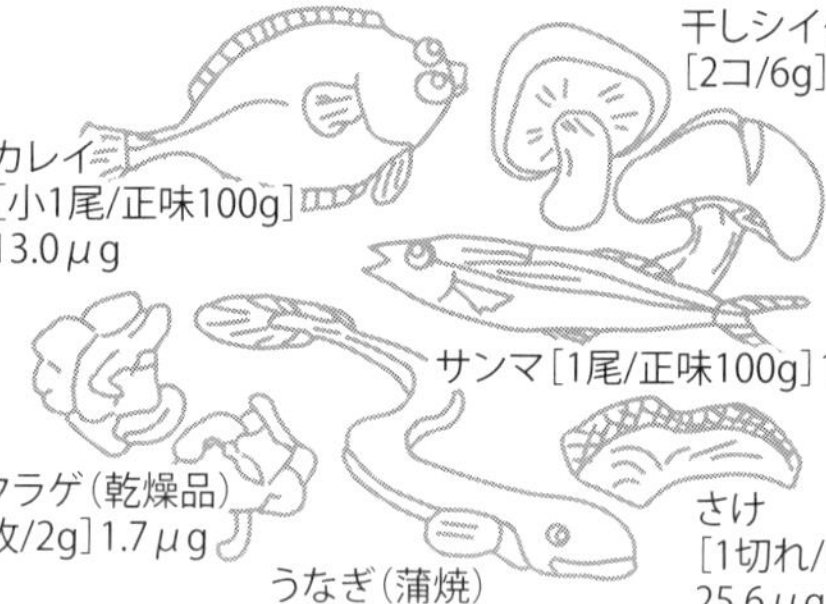

タンパク質

タンパク質はカルシウムとともに骨の材料になる。

摂取の推奨量（1日） **男性 60g** **女性 50g**

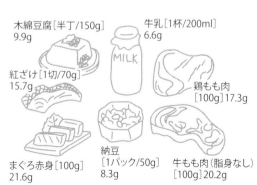

健康な骨を作る鍵となる栄養素には、カルシウムと並んで、ビタミンD、タンパク質、ビタミンK、マグネシウム、亜鉛、カロテノイドが挙げられます。また、骨の質を高めてしなやかさを保つビタミンB_6、ビタミンB_{12}、葉酸の３つの栄養素も骨質の強化に不可欠です。

中でもカルシウムは骨の主成分であり、骨の新陳代謝にとってはなくてはならない栄養素です。また細胞の分裂・分化、筋肉収縮、神経興奮の抑制、血液凝固作用の促進などにも関わっている大事な栄養素です。

カルシウムは体内で合成できないので、必ず食事から摂らなくてはならないのですが、日本人のほぼ全世代で摂取不足に陥っています。

厚生労働省による、健康を維持するために必要な1日のカルシウムの摂取推奨量（50歳以上）は、女性が６５０㎎、男性が７００㎎です。ところが実際の摂取量は、骨粗しょう症に関心の高い60代の女性でも５２６㎎、50歳以上の平均で7割程度の摂取にとどまっています。

しかもこの推奨量は、適正な骨量を維持してきた人を目安に算出されています。骨粗

カルシウム自己チェック表

以下の10の質問に答え、該当するところに○をつけてください。そして○をつけたところの点数を右端の点数欄に書きこみ、合計点数を出してください。

	質問	0点	0.5点	1点	2点	4点	点数
1	牛乳を毎日どのくらい飲みますか？	ほとんど飲まない	月1～2回	週1～2回	週3～4回	ほとんど毎日	
2	ヨーグルトをよく食べますか？	ほとんど食べない	週1～2回	週3～4回	ほとんど毎日	ほとんど毎日2個	
3	チーズ等の乳製品やスキムミルクをよく食べますか？	ほとんど食べない	週1～2回	週3～4回	ほとんど毎日	2種類以上毎日	
4	大豆、納豆など豆類をよく食べますか？	ほとんど食べない	週1～2回	週3～4回	ほとんど毎日	2種類以上毎日	
5	豆腐、がんも、厚揚げなど大豆食品をよく食べますか？	ほとんど食べない	週1～2回	週3～4回	ほとんど毎日	2種類以上毎日	
6	ホウレンソウ、小松菜、チンゲンサイなどの青菜をよく食べますか？	ほとんど食べない	週1～2回	週3～4回	ほとんど毎日	2種類以上毎日	
7	海藻類をよく食べますか？	ほとんど食べない	週1～2回	週3～4回	ほとんど毎日		
8	シシャモ、丸干しイワシなど骨ごと食べられる魚を食べますか？	ほとんど食べない	週1～2回	週1～2回	週3～4回	ほとんど毎日	
9	シラス干し、干しエビなど小魚類を食べますか？	ほとんど食べない	週1～2回	週3～4回	ほとんど毎日	2種類以上毎日	
10	朝食、昼食、夕食と1日に3食を食べますか？	ほとんど食べない	1日1～2食		欠食が多い	きちんと3食	
合計点数							

結論

合計点数	判定	アドバイス
20点以上	良い	1日に必要な800mg以上のカルシウムが摂れています。このままバランスのとれた食事を続けましょう。
16～19点	少し足りない	1日に必要な800mgのカルシウムに少し足りません。20点になるよう、もう少しカルシウムを摂りましょう。
11～15点	足りない	1日に600mgのカルシウムしか摂れていません。このままでは骨がもろくなっていきます。あと5～10点増やして20点になるよう、毎日の食事を工夫しましょう。
8～10点	かなり足りない	必要な量の半分以下のカルシウムしか摂れていません。カルシウムの多い食品を、いまの２倍摂るようにしましょう。
0～7点	まったく足りない	カルシウムがほとんど摂れていません。このままでは骨が折れやすくなって、とても危険です。食事をきちんと見直しましょう。

「骨粗鬆症の予防と治療ガイドライン2015年版」より

しょう症の予防や改善のためには、さらに150mgを上乗せして1日に800mg程度のカルシウム摂取が望まれます。

なぜ日本人のカルシウム摂取量は、こんなに少ないのでしょう。大きな要因は、硬水である欧米の水に比べて、日本の水はカルシウムやマグネシウムなどのミネラル分が4分の1以上少ない軟水であることです。欧米に比べて、もともとカルシウムが摂りにくい環境だったのです。しかし、だからこそ意識して積極的に摂る必要があります。カルシウムが豊富なのは牛乳やチーズ、ヨーグルトなどの乳製品です。

カルシウムを十分に摂れているかどうか、右ページのチェック表で確かめてみましょう。

骨密度は筋肉量に比例する

自分の足で立ち上がり、移動ができる、つまりロコモを遠ざけるために必要なのが「筋肉」と「骨」です。この2つが弱ってくると、「歩きたい！」という意志があっても、思うように歩けません。ロコモになって体を動かさなくなると、全身の機能が衰えてきてフレイルへ、さらには要介護へと坂道を転がるように進んでしまいます。

宇宙飛行士が長期間の宇宙滞在から地球に帰還すると、筋力がすっかり弱ってしまっていることをご存知の方もいるでしょう。実はこのとき、骨もひどく衰えています。

地球上にいる限り、骨はずっと重力による負荷に耐えているのですが、宇宙空間ではまったく負荷がかかりません。そうすると、骨からカルシウムとリン酸が溶け出してしまって骨密度が下がり、骨粗しょう症のような状態になるのです。

筋肉が急速に衰えるのと同じように、骨も驚くほどのスピードでスカスカになっていきます。それを避けるため、国際宇宙ステーションでは毎日、相当な時間を骨や筋肉に荷重をかけるようなトレーニングに費やしているそうです。宇宙に1日滞在すれば1か月分の骨量が失われ、1か月滞在すれば2、3年分の骨量が失われます。

筋肉と骨の関係については、筋細胞からミオカインという物質を出して骨に直接シグナルを送っている「筋骨関連」があることを、183ページでも触れました。

骨密度が筋肉量に比例していることは、日本の高齢者を対象にした膨大なデータから明らかになっています。筋肉がしっかりしていれば、それなりに骨も強いのです。

骨粗しょう症が進んでから、急に強い運動をすると骨折する場合もありますから、もっと早い段階から筋肉や骨を鍛えておくことが大切です。

ロイシンは筋肉を増やすアミノ酸

サルコペニア対策として、栄養面で注目されているのがアミノ酸です。

先にも触れたように、タンパク質は胃や腸で20種類のアミノ酸に分解されて体内へと吸収されます。アミノ酸は血液によって全身の細胞へと運ばれ、ＤＮＡの指令どおりに組み合わされて、それぞれの細胞に必要なタンパク質として再合成される仕組みです。

牛肉や豚肉、卵などを食べると、そうやって私たちの筋肉や皮膚や内臓になるのです。

20種類のアミノ酸の中でも、筋肉に多く含まれているのが、分岐鎖《ぶんきさ》アミノ酸（ＢＣＡＡ）と呼ばれるタイプのアミノ酸です。分子構造の一部が枝分かれしているタイプのアミノ酸で、バリン、ロイシン、イソロイシンの３つがあり、筋肉を増やす働きがあることが知られています。

さらに運動する際、糖や脂肪を使い尽くしたときのエネルギー源としても利用されます。これはタンパク質が分解されていることになりますから、筋肉が減ってしまいます。そうならないよう、血液中の分岐鎖アミノ酸を不足させない食事が大切になります。


分岐鎖アミノ酸の中でもロイシンは、筋タンパクを合成しやすくする作用が強いため、加齢にともなって必要量が高まることが指摘されています。

軽い運動とともに、ロイシンを多く配合した必須アミノ酸を摂取し続けると、筋肉量と筋力が向上し、歩行スピードが速くなるといった改善効果も確認されています。

分岐鎖アミノ酸を多く含んでいるのは、牛乳などの乳製品や肉、魚、卵といった食材です。日ごろからこうした食材を、積極的に摂るように心がけましょう。さらにロイシンをはじめとする分岐鎖アミノ酸（多くの場合、ＢＣＡＡと表記されています）が含まれた飲料やサプリメントの利用もすすめられます。

負荷がかかると筋肉を大きくするスイッチが入る

「筋肉が減る」「筋力が衰える」とは、より正確に言うと「筋線維が細く、薄くなる」ということです。つまり、加齢とともに速筋の筋線維はいち早く、遅筋の筋線維よりも細く、薄くなっていきます。

速筋であれ遅筋であれ、筋力は筋線維の断面積に比例しているので、加齢により「筋肉が減る」「筋力が衰える」ということになってしまうのです。

反対に「筋肉を増やす」「筋力をつける」とは筋線維を太く、厚くすることになります。瞬間的に大きな力を出せる筋線維ですから、瞬発力の求められる短距離走の選手や、重量挙げの選手は、鍛え上げた速筋で筋肉隆々です。もちろん私たちはそこまで太くしなくてもいいので、適度なトレーニングを行いましょう。

スクワットのような運動で、なぜ筋肉量を増やせるかというと、筋肉は強い負荷を繰り返し受けていると、その負荷に適応して筋線維が太くなってくるからです。この負荷のことを、トレーニングや筋生理学の世界では「機械的ストレス」と言います。人間関係のストレスとか、気温の変化によるストレスとは別のこと、まったく関係ありません。

機械的ストレス（負荷）を受けたとき、筋線維を太くするスイッチが4つあります。

第1は、筋肉が負荷を押し戻すような強い力を発揮すると、そのこと自体がストレスになってスイッチが入ります。筋肉が力を出すときは遅筋（赤筋）から使われるので、太くなりやすい速筋（白筋）を動員するために、強い力を出すことがポイントです。

2番目のスイッチは、筋線維の微細な損傷です。筋肉が強い力を発揮したときに起こる、筋線維の顕微鏡レベルの損傷を修復するためにスイッチが入るのです。

3番目は、無酸素運動したときの代謝物です。これが蓄積してくると筋肉のストレスとなりスイッチが働くのです。

4番目のスイッチが筋肉の低酸素状態です。筋肉に力を入れた緊張状態が続くと、血管が圧迫されて血流が滞って筋肉への酸素供給が低下、酸素を使ってエネルギーを出す遅筋（赤筋）は動員されにくく、速筋（白筋）が優先的に使われて効果的にトレーニングできます。「加圧トレーニング」という言葉をお聞きになったことがあるかもしれませんが、この仕組みを応用しています。

この4つのスイッチを発動させることで、筋肉は効率的に増大します。その方法の集大成が筋トレと言ってもいいでしょう。

この本で紹介しているスクワットも、そんな筋肉の仕組みに則っていますが、日ごろ運動してこなかった中高年や高齢者に向く、「体にやさしい」筋トレです。

坂道は下るときに筋肉に強い負荷がかかる

中高年に山歩きやハイキングが人気です。自然の中を歩くことで日常のストレス解消になり、楽しみながら「有酸素運動」が行えるので、帰ってきたら「すぐまた行きたい」と、やみつきになってしまう気持ちもわかります。

その一方で、「この前のハイキング、楽しかったけれど翌日から筋肉痛でつらかった。やっぱり日ごろの運動不足だからだろう」という人もいるのではないでしょうか。

登るだけではまず筋肉痛は起こりません。筋肉痛の原因は下りにあります。山歩きの後で筋肉痛になるのは、日ごろの運動不足というよりも、下山のときに起こる筋線維の損傷が多いといわれます。

一般に山でも階段でも、登る（上る）のが大変で、下るのは楽だと思われていますが、実は筋肉が強く鍛えられているのは下るときです。

というのも、坂道や階段を下るときは、体が前のめりになって倒れないよう、筋肉が気づかないうちに大きな力を発揮してブレーキをかけているからです。重力によって発生する大きなエネルギーの大部分を筋肉が吸収しているので、筋線維に微細な損傷が起こる。つまり、先に挙げた2番目のスイッチが入っている状態で、筋線維の損傷が修復・再生されるとき、太く、強くなります。

筋肉痛になってしまったらムリをせず、回復を待ちましょう。もちろん適度に歩きながら、であって安静にして動かないという意味ではありません。

休んでいるとき筋線維が太くなっていると思うと、少しうれしくなってくるのではないでしょうか？

日常生活の中でも工夫次第で同じようなトレーニングができます。通勤途中の駅の階段では、上りはエスカレーターを使ってもいいので、下りは歩きましょう。オフィスなどでも上りはエレベーター、下りは階段を心がけてください。

筋肉の使い方は同じなので、筋肉痛にはならないまでも、筋線維に強い刺激を与えることができます。

第5章

簡単！筋トレで若返る！

スクワット

スクワットは、いつまでも自分の足で歩くために大切な、太ももの前の筋肉（大腿四頭筋）とお尻の筋肉（大殿筋）を鍛えるトレーニングです。

誰でも簡単にできて、かつ負荷がかかりすぎないのがいいところ。筋トレによって肉に付着した骨も刺激されるため、骨そのものを丈夫にする効果も期待できます。

ただ、膝を痛めている方や持病をお持ちの方は、スクワットで痛みが増すリスクが高いため、ムリをせず医師に相談してください。

●基本のスクワット

①足を肩幅より広めに広げ、つま先をやや開き気味にする。

②ゆっくり腰を落とす。ムリをせず腰を落とせるところまで。可能なら太ももと床が平行の状態まで膝を曲げる

③ゆっくりと姿勢を元に戻す

スクワット

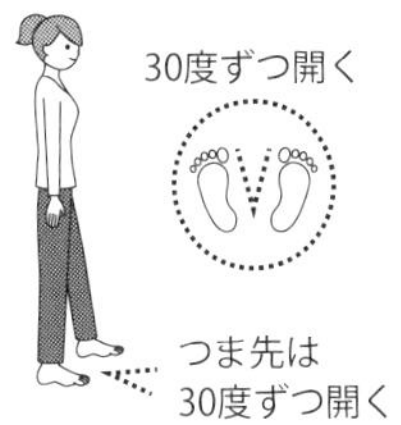

1

肩幅より広めに足を広げて立つ。つま先は30度くらいずつ開く。

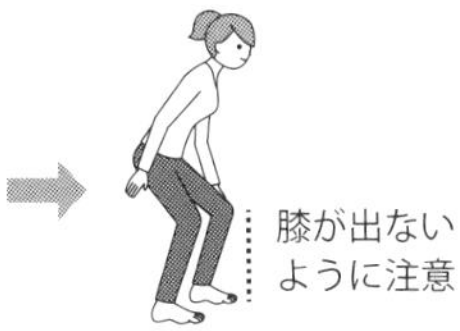

2

膝がつま先より出ないように、また膝が足の人差し指の方向に向くように注意して、お尻を後ろに引くように身体をしずめる。

机に手をつかずにできる場合は
手を机にかざして行う。

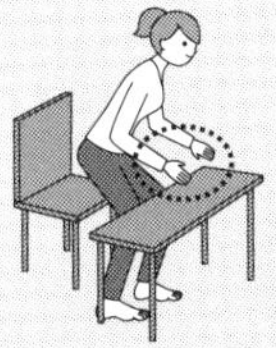

スクワットができないときは、椅子に腰かけ、机に手をついて立ち座りの動作を繰り返す。

※深呼吸をするペースで、5〜6回繰り返します。1日3回行いましょう。

ポイント

- 動作中は息を止めないようにする。
- 膝に負担がかかりすぎないように、膝は90度以上曲げないようにする。
- 太ももの前や後ろの筋肉にしっかり力が入っているか、意識しながらゆっくり行う。
- 支えが必要な人は、十分注意して、机に手をついて行う。

④1セット5〜6回が目標。
1日3セット

スクワットはゆっくり、反動をつけずに行いましょう。1回ごとに止まらず、③のとき膝が伸びきらないようにして、連続して流れるように行うと効果が上がります。

基本のスクワットが5〜6回できない人は、つかまり立ちスクワットから始めましょう。

●つかまり立ちスクワット

椅子の背もたれやテーブルなどに手を添えてスクワットをし

ましょう。食器を洗った後など、シンクにつかまるのもいいですね。前屈みになりすぎたり、上半身が反りすぎたりすることなく、正しい姿勢で行えます。

①椅子の背もたれやテーブルなどに手を添えて一歩さがる。背筋を伸ばして足を肩幅より広めに広げ、つま先をやや開き気味にする

②ひじを伸ばしたまま、ゆっくり膝を曲げてお尻を突き出すようにして腰を落として5秒静止。頭を前に出さないように

③1セット10回　1日2セットが目標

負荷が下がるので、筋力の下がっている人もスクワットができます。

ヒールレイズ（かかと上げ）

ふくらはぎの力が落ちると、運動能力が一気に低下します。かかと（ヒール）を上げる（レイズ）ことで、ふくらはぎの筋肉（腓腹筋とヒラメ筋）を鍛えることができます。運動能力が上がって、歩行がリズミカルになり、機敏な動きもできるようになります。毎日こまめにトレーニングすることで転倒防止になります。

ヒールレイズ（ふくらはぎの筋力をつけます）

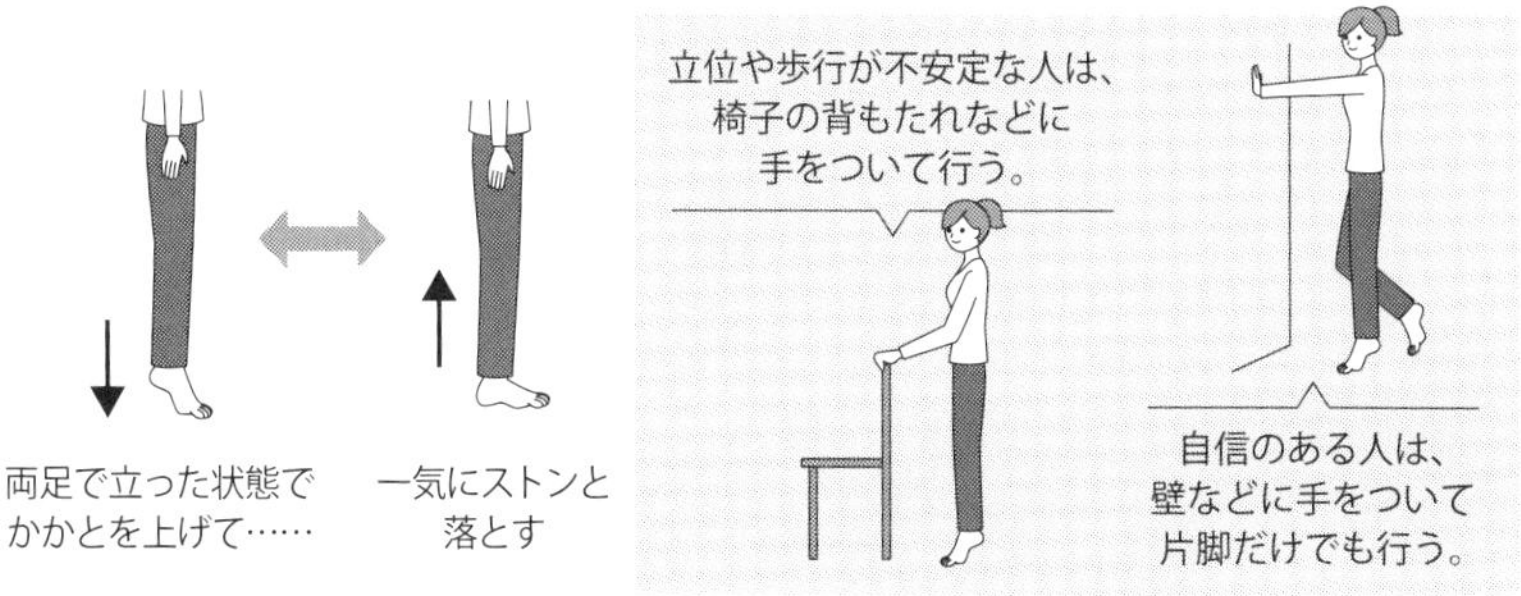
両足で立った状態で
かかとを上げて……
一気にストンと
落とす
立位や歩行が不安定な人は、
椅子の背もたれなどに
手をついて行う。
自信のある人は、
壁などに手をついて
片脚だけでも行う。

1日の回数の目安：50回（できる範囲で）

ポイント

バランスを崩しそうな場合は、壁や机に手をついて行うこと。
またかかとを上げすぎると転びやすくなるため注意。

ここで紹介するヒールレイズは、骨に重力や衝撃が加わるので、骨形成を促進して強い丈夫な骨を作ります。骨のトレーニング「骨トレ」としてもおすすめしています。

キッチンで料理をしているときでもできるのでこまめに行えます。

①両足をそろえてまっすぐ立ち、かかとを上げてつま先立ちする。不安定な場合は両足を少し開いたり、椅子の背などに手を添えて行いましょう

②かかとを一気にストンと落とす

③2秒に1回のペースで50回繰り返すので計100秒です。

ストンと落としたとき少し頭に響くくら

いだと、適度な衝撃が骨に加わっています。かかとを上げるヒールレイズと、かかとをストンと落とす骨トレの「かかと落とし」を一連の運動で行うことで、2種類の効果が期待できます。

1日に何回か、分けて行ってもかまいません。たまにたくさん行うより、毎日こつこつと気長に続けることが大切です。

ウォーキング

ウォーキングはメタボ対策として有効ですが、実は、ちょっとした工夫により骨を丈夫にする代表的な骨トレにもなります。年齢や体力に関係なく、誰もが自分のペースで取り組めて、しかも効果が高いのでおすすめです。

ウォーキングでは、足を一歩前に踏み出すたび、全身の体重が負荷として骨にかかります。一歩ごとに骨を刺激し、骨芽《こつが》細胞による骨形成を促進します。骨密度の減少を食いとめるだけでなく、骨密度を高めて骨粗しょう症の予防や治療にも効果を発揮します。

ウォーキングの正しい姿勢

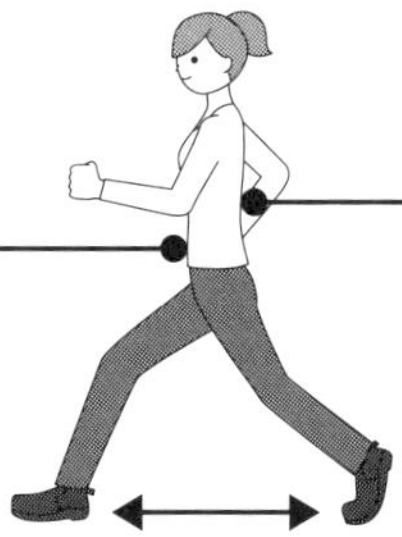
背中を真っすぐに立てる
お腹を引き締める
歩幅を広くとる

脚力のほかにもバランス能力が鍛えられるため、転倒や骨折の予防にも役立ちます。

足の付け根（大腿骨近位部）の骨折の80％は転倒がきっかけで起こります。この部位が骨折しやすいのは、転倒したときに力が集中しやすいため。足腰が弱って、ささいなことからバランスを崩すと、そのまま転んで足の付け根が折れてしまうのです。こうなると立ち上がることも、歩行もできなくなってしまいます。

歩行能力の高い人ほど転倒しにくいので、ウォーキングはこの足の付け根の骨折を予防する効果が認められています。

さらに戸外を歩くことで日光浴にもなります。前章で述べたとおり、日差しを適度に浴びることで、カルシウムの吸収や沈着を促すビタミンDが皮膚で合成されるので、ますます骨密度アップが期待できます。

ウォーキングは全身運動です。脂肪燃焼の効果があることはもちろん、新鮮な空気に触れ、景色を見て季節の移ろいを肌で感じることで心身はリフレッシュされ、ストレス解消効果も高いのです。

最初は1日に10分でも15分でもかまいません。とにかく歩き始めることが大切です。歩くのに慣れてきたら、少しずつ距離を延ばし、スピードも速めていきます。ちょっと汗ばむくらいの速さで、1回30分くらいが理想です。205ページのイラストで示したように、背中をまっすぐに立てお腹を引き締めた姿勢で、歩幅を広くとって歩きましょう。目安は週に5日です。楽しみながら歩いて、健康寿命を延ばしましょう。

健康長寿の秘訣は「ムリをしないで続けること」

筋トレで筋肉を増やすには、「筋肉がぷるぷるするくらいの負荷が必要」と前章で述べました。筋肉が「もうこれ以上はムリ、限界」と悲鳴を上げるくらいの負荷をかけると、それに耐えられるように、太く強く発達するわけです。

ここで注意しなくてはならないのは、頑張りすぎないこと。関節などの痛みをがまんしてはいけません。前章でも述べましたが、あらためて注意を促しておきたいと思います。

さらに、筋トレによって「筋肉の疲労」が起こるのはいいのですが、頑張りすぎて「全身の疲労」とならないように気をつけましょう。

「筋肉の疲労」と「全身の疲労」は別のこと。「疲労感が残っている」「やる気が湧いてこない」というときは、回復が不十分と体が信号を発しているのです。

筋トレでもウォーキングでも、熱中してどんどん頑張ってしまうケースがあります。効果を実感するようになるとなおさらです。

いわゆる「ハマる」という状態ですが、生理的・精神的な疲労が回復しないまま積み重なると、いつも疲労を感じている慢性疲労の状態、すなわち「オーバートレーニング」になってしまいます。

運動のしすぎで、疲労回復が不十分な状態が続くと、副腎皮質から「コルチゾール」というホルモンの分泌が増えます。コルチゾールは精神的・身体的なストレスによって分泌が増えるのでストレスホルモンと呼ばれます。

コルチゾールは脂肪組織で脂肪を分解したり、炎症を抑える働きをしたり、私たちの体に重要なホルモンではあるのですが、増えすぎると問題です。免疫抑制作用によって免疫力が低下して病気にかかりやすくなるとか、筋肉でタンパク質代謝（分解）を進めるので、筋肉を落とす方向に働いてしまうのです。

また過度の有酸素運動もかえって健康を害することが知られるようになりました。中高年期に、ハアハアと息が上がるような運動を行う必要はありません。

真面目な人ほどつい頑張ってしまうものですが、ムリせずに適度な休憩と栄養補給を心がけましょう。健康寿命を延ばすためには、運動と休養と栄養のバランスを保つことがもっとも大切です。

いつまでも若々しく、自分の足で歩いて人生を楽しみたいものです。

その第一歩は、筋肉と骨を丈夫にすることから。足腰が弱ってきたときに「もう年だから」と諦めていると、想像以上にロコモやフレイルが足早に近づいてきます。そのまま放っておくと要介護へと一直線です。

健康寿命を延ばすため、筋トレもウォーキングも頑張ろう！——本書を読んだみなさんにそう決心していただけることを願ってやみません。

筋トレとウォーキングの順番が大切

メタボ対策で体脂肪を落としたいという場合は、筋トレとウォーキングを組み合わせると効果的です。筋トレをすると体は「代謝が高い状態」になって、6時間くらい維持されます。この代謝が高い状態のとき、成長ホルモンやアドレナリンによって脂肪の分解が促進されるのです。

つまり、筋トレをすることで「脂肪が燃えやすい状態」になります。たき火をするとき丸太のままでは燃えにくいけれども、準備として薪割りをしておけば、着火しやすくてよく燃えます。筋トレはこの薪割りにあたります。

脂肪を効率よく燃やすのはウォーキングやジョギングなどの有酸素運動です。したがって、「脂肪を落としてやせたい」という場合、脂肪が燃えやすいように、まず筋トレを行い、その後でウォーキングなど有酸素運動を行いましょう。

脂肪が燃えやすい状態は、少なくとも6時間後も続いているという研究報告があります。つまり、午前中に筋トレをすれば、夕方まで脂肪が燃えやすい状態が続くのです。

大切なのは「筋トレをしたあとで有酸素運動をする」という順番です。

順番を逆にして、有酸素運動をしたあとで筋トレをするとどうなるのでしょう？　丸太のままでたき火をするようなもので体脂肪を燃やす効率が上がりません。それだけでなく、筋トレによって増加するはずの成長ホルモンやアドレナリンの分泌も抑えられてしまうことがわかっています。せっかく筋トレを頑張ったのに筋肉が増えにくいということになってしまうので、運動の順番には気をつけましょう。

筋トレの後、3時間以上あけてウォーキング

筋トレとウォーキングを続けて行う必要はありません。むしろあけたほうがいいことが最近の研究から指摘されています。

脂肪を落としてやせることだけが目的なら短い間隔でいいのですが、「筋肉をつけながら脂肪を落としたい。心肺機能も高めたい」という場合、筋トレとウォーキングの間隔を3時間くらいあけたほうがいいことが、わかってきたのです。

ではなぜ間隔をあけなくてはいけないのでしょうか。

筋トレによって筋肉が太く、大きくなるのは、筋トレの刺激によってタンパク質の合成を促すスイッチが入るからですが、有酸素運動はそれを邪魔してしまうのです。東京大学の石井直方教授の研究グループが、タンパク質の合成反応は3時間で落ち着いて次の段階へ進むことを、ラットによる実験から明らかにしています。

一方、成長ホルモンによる脂肪の分解は、3時間後でもしっかりと続いています。

したがって「筋トレをした後、3時間以上あけて有酸素運動をすること」で、筋肉をつけながら脂肪を落とすことができるのです。

サルコペニアやロコモを予防し、健康寿命を延ばすというのが、本書で取り上げている筋トレの大きな目的ですから、せっかくの筋トレの効果が下がらないようにしたいものです。

午前中に筋トレしたら、夕方にウォーキングするなど、間隔を3時間以上あけるようにしましょう。

著者略歴

日本の女性医療の第一人者。骨粗鬆症診療・アンチエイジング医学領域でも日本をリードしている婦人科医。

1944年、東京都に生まれる。1970年、慶應義塾大学医学部を卒業し、1977年に慶應義塾大学医学博士を取得。1980年、米国ラ・ホーヤ癌研究所に留学。1991年、慶應義塾大学病院産婦人科に中高年健康維持外来を創設。当時から更年期ばかりでなく、高齢者の健康維持・増進に着目。同年同大学病院漢方クリニックが開設され、産婦人科から兼担講師として唯一参加。1991年に慶應義塾大学医学部専任講師、1995年、助教授となる。2000年、東京女子医科大学産婦人科主任教授。2010年より国際医療福祉大学臨床医学研究センター教授、山王メディカルセンター女性医療センター長。2019年より藤田医科大学病院国際医療センター客員病院教授となる。

日本骨粗鬆症学会理事長、日本抗加齢医学会理事を務め、現在は同学会監事。1996年に日本更年期医学会（現日本女性医学学会）の第1回学会員賞受賞。2015年に日本骨粗鬆症学会学会賞受賞。

複数の専門医としての幅広い医療知識から、女性の全人的な医療を心がける臨床医。女性の生涯にわたるウェルエイジングがライフワーク。

著書には『骨は若返る！』『「見た目」が若くなる女性のカラダの医学』（以上、さくら舎）、編著書には『ウェルエイジングのための女性医療』『女性医療のすべて』（以上、メディカルレビュー社）などがある。テレビ出演にNHKの「ガッテン！」、「あさイチ」、NHK BSプレミアム「美と若さの新常識」などがある。

筋肉《きんにく》は若返《わかがえ》る！

――尿《にょう》もれ・骨折《こっせつ》・フレイルは防《ふせ》げる！ 治《なお》せる！

二〇一九年八月一二日　第一刷発行
二〇一九年九月　八　日　第二刷発行

著者　太田《おおた》博明《ひろあき》

発行者　古屋信吾
発行所　株式会社さくら舎　http://www.sakurasha.com
東京都千代田区富士見一-二-一一　〒一〇二-〇〇七一
電話　営業　〇三-五二一一-六五三三　FAX　〇三-五二一一-六四八一
編集　〇三-五二一一-六四八〇
振替　〇〇一九〇-八-四〇二〇六〇

装丁　石間　淳
写真　稲村不二雄
本文組版　有限会社マーリンクレイン
印刷・製本　中央精版印刷株式会社

ISBN978-4-86581-211-4